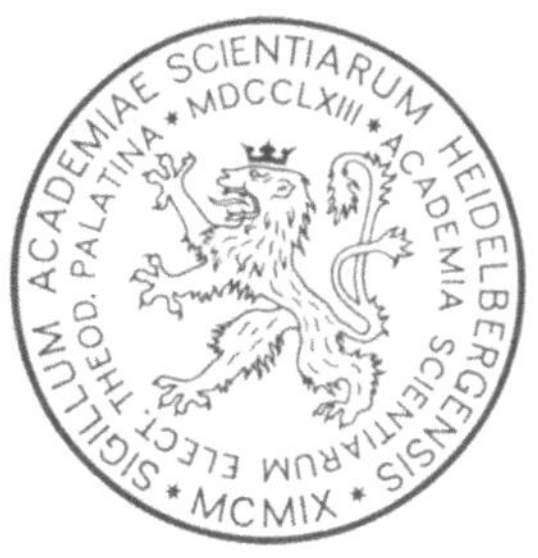

Sitzungsberichte der Heidelberger Akademie der Wissenschaften
Mathematisch-naturwissenschaftliche Klasse
Jahrgang 1979, 1. Abhandlung

Horst P. Schmitt

Akute und intervalläre Strahlenschäden des Zentralnervensystems

Morphologische Analyse der sogenannten Spätschäden vor dem Hintergrund der Wechselwirkung ionisierender Strahlen mit biologischen Systemen

Mit 32 Abbildungen

(Vorgelegt in der Sitzung vom 22. April 1978)

Springer-Verlag Berlin Heidelberg New York 1979

Priv.-Doz. Dr. med. Horst P. Schmitt
Institut für Neuropathologie
der Universität
Im Neuenheimer Feld 220-221
6900 Heidelberg

ISBN-13: 978-3-540-09387-9 e-ISBN-13: 978-3-642-46406-5
DOI: 10.1007/978-3-642-46406-5

Satz-, Druck- und Bindearbeiten: Beltz Offsetdruck, Hemsbach/Bergstraße
2123/3140-543210

Meiner Mutter
meiner lieben und stets geduldigen Frau
und den Kindern

Vorwort

Um die Strahlenschäden lebender Organismen im allgemeinen und des Zentralnervensystems im besonderen ist seit der Entdeckung der Röntgenstrahlen bis zum heutigen Tag eine außerordentlich umfangreiche Literatur entstanden, die bei Berücksichtigung der strahlenphysikalischen, mathematischen, strahlenbiologischen, strahlenchemischen und strahlenmedizinischen Disziplinen für den einzelnen kaum noch überschaubar, da vielfach auch nicht mehr grundlagenmäßig nachvollziehbar ist.

Daher ist es leicht verständlich, daß die verschiedenen Disziplinen, ob ihrer unterschiedlichen Zielsetzungen, weitgehend in sich geschlossene »Eigenleben« führen, ohne daß der Eine in der Lage wäre, die Ergebnisse des Anderen genügend in seine Überlegungen einzubeziehen, da er sie im Detail zu wenig kennt. So treten in den vorwiegend deskriptiven medizinischen Auseinandersetzungen mit der Strahlenwirkung Probleme auf, die heftig nach allen Richtungen diskutiert werden, wobei der Strahlenbiologe oder -chemiker auf manche Frage aus seinem experimentellen Erfahrungsschatz eine zumindest plausible, wenn nicht beweiskräftige Erklärung geben könnte, wenn er vom speziellen Problem des Anderen wüßte.

Diese Situation trifft in besonderem Maße für eine klinisch und morphologisch umschriebene Form der strahlenbedingten Schädigung des Zentralnervensystems zu, die mit dem Begriff der sog. *Röntgenspätschädigung* belegt ist. Sie wird seit SCHOLZ (1934) als Sekundärfolge einer strahleninduzierten Gefäßschrankenstörung interpretiert. Überblickt man jedoch eine Anzahl eigener Fälle und die diesbezügliche Kasuistik in der Literatur, so ist nicht zu übersehen, daß die Gewebsläsionen beim sog. Röntgenspätschaden formalpathogenetisch offensichtlich nicht einheitlich sind, dieses komplexe morphologische Bild mit der auch heute noch überwiegend vertretenen Scholzschen Arbeitshypothese nicht hinreichend erklärt werden kann, und in einzelnen Fällen dieses Formenkreises trotz erheblicher Gewebszerstörungen eine dyshorische Gefäßerkrankung fehlt. Ein besseres Verständnis ist hier nur aus der Kenntnis aller bisher über die Wirkung ionisierender Strahlen gewonnenen Erfahrungen zu erwarten.

Eine Reihe in den Jahren vor und nach meinem Eintritt in das Institut für Neuropathologie der Universität Heidelberg zur Sektion gelangter Fälle mit Strahlenschädigungen des Zentralnervensystems boten Gelegenheit, die Problematik erneut anzugehen. Dabei erschien es mir wichtig, die Diskussion der erhobenen Befunde vor dem Hintergrund einer knappen zusammenfassenden Darstellung der physikalischen, strahlenbiologischen und strahlenmedizinischen Erkenntnisse der vergangenen Jahrzehnte über die Wirkungsweise der ionisierenden Strahlen zu führen, um zu einer Interpretation zu gelangen, welche die in zeitlicher Abhängigkeit recht unterschiedliche Phänomenologie der im Intervall zur Bestrahlung auftretenden Schäden an Gehirn und Rückenmark berücksichtigt. Gleichzeitig sollte damit eine monographische Übersicht über das in allen seinen Bezügen für den »reinen« Mediziner immer schwerer zu überschauende Gebiet unter spezieller Berücksichtigung der neurologischen Problematik verbunden werden. Andererseits mag die Darstellung dem interessierten Naturwissenschaftler einen Einblick in die praxisbezogene Problematik der Strahlenwirkung am Zentralnervensystem geben und ihn zur Teilnahme an der Diskussion der theoretischen Hintergründe der Schäden und der Möglichkeiten ihrer Vermeidung ermuntern.

Meinem verehrten Lehrer, Herrn Professor Ule, habe ich für die Anregung zur Bearbeitung des Themas, die Überlassung der Fälle und die zahlreichen wertvollen Diskussionen bei der Auswertung der Beobachtungen und der Niederschrift der Befunde herzlich zu danken. Mein besonderer Dank gilt weiter Herrn Professor W. Doerr (Direktor des Pathologischen Institutes der Universität Heidelberg) für sein großes Interesse und die Förderung, die er der Arbeit angedeihen ließ.

Ferner sei den technischen Assistentinnen des Neuropathologischen Institutes gedankt, ohne deren vorzügliche Bearbeitung der histologischen Präparate die vorliegende Arbeit nicht zustande gekommen wäre.

Dem Springer-Verlag schließlich bin ich für großes Entgegenkommen und die gute Ausstattung der Abhandlung zu Dank verpflichtet.

Heidelberg, Frühjahr 1979 Horst P. Schmitt

Inhalt

Teil I

Allgemeine Strahlenbiologie und akute Strahlenschäden des Zentralnervensystems

Teil II

Die intervallären Strahlenschäden (sog. Strahlenspätencephalopathie und Strahlenspätmyelopathie) mit eigenen Untersuchungen

Teil I
Allgemeine Strahlenbiologie und akute Strahlenschäden des Zentralnervensystems

Möge man denn das prüfen, und dann behalten oder verwerfen, was ich von dem Meinigen zu dieser Arbeit hinzugethan. Und wenn man das Haus nicht wohnlich findet, welches ich aufzubauen versuchte – die Bausteine werden dadurch nicht werthlos gemacht. Man verbinde sie dann zu einem anderen Bau!

F. A. ZENKER, 1864

I. Einleitung

Alles irdische Leben ist ständig und überall strahlender Energie ausgesetzt. So sah LAZARUS (1927) den Menschen als »Wanderer zwischen strahlenden Welten«. Abgesehen von der komplexen solaren Wellenstrahlung, die unser gesamtes Sein bestimmt und garantiert, ist der Mensch ständig Strahlungen aus dem Erdinneren wie aus dem Kosmos ausgesetzt. Es handelt sich dabei unter anderem auch um hochenergetische subatomare Teilchenstrahlung, die alle Materie zu durchdringen vermag. Die Besonderheiten des Aufbaus der Erde und ihrer gasförmigen »Hüllräume« bedingen, daß die kosmische Strahlung auf eine »Dosierung« abgeschirmt wird (van Allenscher Strahlungsgürtel), welche die Entwicklung organischen Lebens gestattet und zudem für die Entstehung von (positiven) Mutationen duch Einwirkung in die genetische Substanz der lebenden Zelle und damit für die Entwicklung komplexer biologischer Systeme auf der Basis der natürlichen Selektion DARWINS 1859 (1902) sicher von mitentscheidendem Einfluß ist.

Zur natürlichen Strahlenbelastung, welcher der Mensch ständig ausgesetzt ist, kommen seit der Entdeckung der Röntgenstrahlen und im Zeitalter der friedlichen oder martialischen Erforschung und Nutzung der Kernenergie akzidentelle, freiwillige oder unfreiwillige Expositionen gegenüber gefährlichen Wellen- und Teilchenstrahlen, die entweder über Veränderungen der genetischen Substanz mittelbar oder durch Einwirkung auf die Gewebe unmittelbar verheerende Einflüsse ausüben können.

Die in vielen Fällen so segensreiche diagnostische und therapeutische Nutzung der gefährlichen Strahlung gleicht, besonders im letztgenannten Zusammenhange, einem Steuern zwischen Szylla und Charybdis, da einerseits ein Zuwenig nicht nur den therapeutischen Effekt einzuschränken, sondern auch ins Gegenteil zu verkehren vermag (Malignomerzeugung statt -vernichtung; vgl. FABRIKANT et al., 1964; JENSEN et al., 1971; SAGERMANN et al., 1969; BELLER et al., 1972; FEIRING, 1968; KYLE, 1963; MUNK et al., 1969; MANN et al., 1953; NOETZLI et al., 1962; RUSSEL et al., 1963; SCHRANTZ et al., 1972; ZÜLCH, 1956, 1969; HUSTU, 1973; HORANYI, 1965; THOMPSON et al., 1972; COPPENGER et al., 1965; HAYMAKER et al., 1972), zum anderen ein Zuviel unmittelbar oder intervallär sich manifestierende Schäden setzen kann.

Durch die außerordentliche individuelle Variabilität komplexer biologischer Systeme, wie Mensch und Tier, ist es im konkreten Falle nicht möglich, die Strahlentoleranz exakt festzulegen bzw. zu ermitteln, so daß man sich in der Dosierung nach variationsstatistischen Erfahrungswerten richten muß. Daraus ergibt sich zwangsläufig, daß stets ein gewisser, wenn auch kleiner Prozentsatz der Individuen außerhalb der statistischen Toleranzbreite liegen und somit bei der Strahlenbehandlung eine Schädigung erfahren muß, wie es das Auftreten von Schäden unterhalb der festgesetzten Toleranzgrenzen bestätigt. Die Energiedosen, die zur Setzung unmittelbarer Schäden wie Verbrennungen oder folgenschwere Verstrahlungen von Geweben notwendig sind, liegen so weit über den therapeutisch effektiven Werten, daß die Gefahr akuter Schäden, vor allem bei den modernen Bestrahlungsverfahren und den Möglichkeiten der exakten Dosierungskontrolle, gering ist; sie bleiben heute nuklearen Unglücksfällen und Katastrophen vorbehalten.

Viel bedeutender und von zunehmender medizinischer Relevanz sind dagegen die latenten Schäden, die im Molekularbereiche der Zelle gesetzt werden, und die sich im Sinne der »Verstärkerwirkung der Organismen« (PASCUAL JORDAN, 1938, 1957, vgl. S. 21) erst nach einem mehr oder minder langen symptomfreien Intervall manifestieren. So vermag die einmalige Einwirkung eines einzelnen Energiequants an entscheidender Stelle und im rechten Augenblick ein ganzes System zu mutieren und, u. U. über lange Zeiträume, dem allmählichen Verfall zuzutreiben, oder aber, im selteneren Falle einer positiven Mutation, zu einem verstärkt lebensfähigen System zu führen, welches sich selektiv gegenüber konkurrierenden Systemen durchzusetzen vermag.

Untersuchungen der jüngsten Zeit haben gezeigt, daß die Latenzphase intervallär sich manifestierender, durch Absorption strahlender Energie ausgelöster Schäden, keineswegs biologisch stumm ist, sondern fließende Übergänge im submikroskopischen Bereiche bis zu dem Punkte, wo die schwelende Störung durch registrierbare Funktionsänderungen evident wird, nachweisbar sind. Je nach Ausmaß des gesetzten Schadens kann die Latenzphase wenige Wochen bis Monate oder Jahre andauern, wie aus den Erfahrungen nach den Atombombenabwürfen von Hiroshima und Nagasaki hinlänglich bekannt ist. In der schwächsten Form führt die quantenmechanisch ausgelöste Veränderung im molekularen Bereiche von Zellen zum Phänomen der vorzeitigen Alterung des Systems, wie es sich auch für das Zentralnervensystem aus verschiedenen Beobachtungen wahrscheinlich machen läßt (BRIZZEE, 1973; ORDY et al., 1975; SCHLOTE et al., 1975; SMITH, 1976).

II. Strahlenphysikalische und strahlenbiologische Grundlagen

1. Arten ionisierender Strahlen

a) *Allgemeine physikalische Vorbemerkungen*

Physikalisch kann man grundsätzlich zwei Arten von Strahlen unterscheiden, *Wellenstrahlung* und *Korpuskular-* oder *Teilchenstrahlen*, wobei diese Unterscheidung unter Gesichtspunkten der theoretischen Quantenphysik keine grundsätzliche ist. Sie hängt lediglich davon ab, mit welchem physikalischen Modell (Wellenmodell, Quantenmodell = Modell des korpuskelartigen Lichtquants) die strahlende Energie am besten zu beschreiben ist. Das *Wellenmodell* beschreibt lediglich die *Ausbreitungsform* einer strahlenden Energie, während deren *Entstehung* und *Vernichtung* durch das Modell korpuskulärer Quanten (Photonen) beschrieben wird. Dieser Dualismus gilt sowohl für das *Licht* wie auch für die *Materie*, die sich nach DE BROGLIE einmal wie Teilchen, ein andermal, in Abhängigkeit von der Versuchsanordnung, wie Wellen (»Materiewellen«) verhält. Der Übergang zwischen beiden Strahlungsformen zeigt sich im Bereiche der noch zu erörternden *Gammastrahlen*, die, obwohl elektromagnetische Wellenstrahlung, infolge ihrer kurzen Wellenlänge durch das Quantenmodell besser beschrieben wird als durch das Wellenmodell.

Dennoch ist es zweckmäßig, die oben getroffene Einteilung vorzunehmen, da so eine schematische Abgrenzung der noch im physikalischen Sinne als Licht bezeichneten Strahlung von der atomaren Teilchenstrahlung möglich ist, wobei zwischen beiden als Bindeglied die Gammastrahlung steht.

Tabelle 1. Physikalische Kenngrößen des ionisierenden Lichtes

Strahlenart	Wellenlänge in m	Frequenz in Hz
(Ultrarotes Licht)[a]	$3 \cdot 10^{-4}$ bis $7{,}5 \cdot 10^{-7}$	10^{12} bis $4 \cdot 10^{14}$
(sichtbares Licht)	$7{,}5 \cdot 10^{-7}$ bis $3{,}65 \cdot 10^{-7}$	$4 \cdot 10^{14}$ bis $8{,}2 \cdot 10^{14}$
(Ultraviolettes Licht)	$3{,}65 \cdot 10^{-7}$ bis $3 \cdot 10^{-9}$	$8{,}2 \cdot 10^{14}$ bis 10^{17}
Röntgenstrahlen einschließlich		
künstlicher Gammastrahlen	$3 \cdot 10^{-8}$ bis $3 \cdot 10^{-14}$	10^{16} bis 10^{22}
natürliche Gammastrahlen	$3 \cdot 10^{-10}$ bis $4{,}66 \cdot 10^{-13}$	10^{18} bis 10^{21}
sekundäre kosmische Strahlen	$3 \cdot 10^{-14}$ bis $3 \cdot 10^{-17}$	bis 10^{25}

[a] Die Spektren des Sonnenlichtes werden nur vergleichsweise aufgeführt.

Die Tabelle 1 gibt eine Übersicht über das Spektrum der ionisierenden Wellenstrahlung mit ihren wesentlichsten physikalischen Kenngrößen ›Wellenlänge‹ und ›Frequenz‹. Nichtionisierende Strahlenarten sind zum Vergleich mit aufgeführt. In Tabelle 2 sind die atomaren Teilchenstrahlungen zusammengefaßt.

Tabelle 2. Physikalische Kenngrößen der Korpuskularstrahlung (bei natürlicher Radioaktivität)[a]

Strahlenart	Wesen der Strahlung	Masse in g	Geschwindigkeit in $cm \cdot sec^{-1}$	Kinetische Energie in MeV[b]
Alpha-Strahlen	Schnelle Heliumkerne ($^{2}_{4}$He)[c] mit zwei positiven Elementarladungen	$6{,}64 \cdot 10^{-24}$	$1{,}5 \cdot 10^{9}$ bis $2{,}25 \cdot 10^{9}$ (= 5–7,5% der Lichtgeschwindigkeit)	4,6 bis 10,4
Beta-Strahlen a) $Beta^{-}$: b) $Beta^{+}$:	Meist sehr schnelle Elementarladungen Elektronen Positronen (= Antielektronen)	$0{,}91083 \cdot 10^{-27}$	Von kleinen Geschwindigkeiten bis $2{,}97 \cdot 10^{10}$ (99% der Lichtgeschwindigkeit)	bis 12
Protonenstrahlen	Wasserstoffkerne mit 1 positiven Elementarladung	$1{,}67239 \cdot 10^{-24}$	—	$0{,}938 \cdot 10^{3}$
Neutronenstrahlen	Entstehen nur im Reaktor bei künstlichen Kernumwandlungen	$1{,}67470 \cdot 10^{-24}$	— (Hängt vom Vorgang im Reaktor ab)	$0{,}939 \cdot 10^{3}$
(K-Strahlen)	Quantenenergie in Form eines Lichtquants, das beim »Verschlucken« eines eigenen Elektrons im Atomkern entsteht	—	Lichtgeschwindigkeit	—
Primäre kosmische Strahlen	Gemischte Elementarteilchen	Verschieden	Verschieden	bis 10^{16}

[a] Zusammengestellt nach WESTPHAL, W. H., Physik. Springer 1970, 25./26. Aufl.
[b] MeV = Mega-Elektronenvolt; 1 eV = $4{,}45 \cdot 10^{-26}$ kWh.
[c] $^{A}_{Z}$He bedeutet Heliumkern mit A (4) Nukleonen und Z (2) Protonen; A–Z gibt die Anzahl (2) der Neutronen.

Das *sichtbare* Licht ist eine aus verschiedenen Wellen eines Frequenzspektrums von 4×10^{14} bis $8{,}2 \times 10^{14}$ Hz zusammengesetzte Strahlung, die für das menschliche Auge empfänglich ist. Im *physikalischen* Sinne umfaßt der Begriff Licht jedoch das gesamte Strahlenspektrum von Ultrarotlicht bis zur kosmischen Strahlung; d.h., auch *Röntgenstrahlen* und *Gammastrahlen* sind Lichtstrahlen.

Die kleinste strahlende Energieeinheit des Lichtes ist das *Lichtquant* (Photon), welches korpuskuläre Eigenschaften hat, und dessen Masse über die EINSTEINsche Relativitätsformel

$$E = m \cdot c_0^2$$

(c_0 = Vakuumlichtgeschwindigkeit) prinzipiell mit seiner Energie ($h\nu$) verbunden ist. Die Lichtquanten bewegen sich mit Lichtgeschwindigkeit. Lichtquanten aus absorbiertem Licht können in einem Stoffgemisch ihre Energie zu chemischen Reaktionen abgeben. Nach EINSTEIN erfolgt die Absorption stets in einzelnen Lichtquanten durch einzelne Moleküle (Äquivalenzgesetz). Mit abnehmender Wellenlänge (λ) entsprechend zunehmender Frequenz (da $\lambda = \frac{c_0}{f}$) nimmt diese *photochemische* Wirkung des Lichtes zu, weshalb z.B. UV-Licht und Röntgenstrahlen schneller zu Schäden in einem organischen System führen als sichtbares und ultrarotes Licht.

b) Ionisierendes Licht

Röntgenstrahlen entstehen dann, wenn schnell bewegte Elektronen eines Kathodenstrahls auf ein Hindernis (fester Körper) fallen; sie werden daher auch als *Bremsstrahlen* bezeichnet. Im Gegensatz zum sichtbaren Licht vermögen Röntgenstrahlen die meisten Stoffe zu durchdringen, wobei die Durchdringungsfähigkeit einmal von der Dichte des Stoffes abhängt; dies erlaubt ihre Verwendung zur Darstellung inhomogener Körper als Absorptionsbilder. Die Durchdringungsfähigkeit der X-Strahlen steigt aber auch reziprok zu ihrer Wellenlänge. Deshalb spricht man bei kurzwelligeren, durchdringungsfähigeren Röntgenstrahlen auch von *harten*, bei langwelligeren von *weichen* Strahlen. Mit speziellen Elektronenbeschleunigern (Betatron) kann man äußerst kurzwellige Röntgenstrahlen erzeugen, sogenannte künstliche Gammastrahlen, die in das Wellen- und Frequenzspektrum von natürlichen Gammastrahlen und sekundären kosmischen Strahlen reichen (vgl. Tabelle 1). In Gasen können Röntgenstrahlen eine ionisierende Wirkung entfalten; außerdem vermögen sie, stärker als das sichtbare oder UV-Licht, chemische Wirkung zu erzeugen.

Die *Energiedosis* der Röntgenstrahlen (und auch anderer ionisierender Strahlen) wird definiert als Quotient aus der Strahlungsenergie, die in einer Volumeneinheit einer durchstrahlten Masse absorbiert wird, und der Masse selbst. Die Einheit ist 1 rad (r) = 10^{-2} Ws (Wattsekunden) pro kg. Die *Ionendosis* ist gleich dem Quotienten aus der Summe der Ladungen aller in einem Volumenelement erzeugten Ionen eines Vorzeichens und dessen Masse. Die Einheit ist 1 Röntgen (R) = $2{,}58 \cdot 10^{-4}$ As kg^{-1} (As = C = elektrischer Fluß = Ladung). Beide Einheiten, rad und R, sind international im Gebrauch. Für Röntgen-, Gamma- und Elektronenstrahlen gilt: 1 rad (Energie- oder Absorptionsdosis) entspricht 1 R (Ionendosis).

Gammastrahlen entstehen (abgesehen von den oben angesprochenen künstlichen Gammastrahlen) natürlicherweise als sehr energiereiche Lichtquanten (Gammaquanten) beim radioaktiven Zerfall von instabilen Nukliden (= Isotopen). Abgesehen von ihrer Korpuskularstrahlung können bestimmte radioaktive Isotope auch Energie in Form von Gammastrahlen abgeben. Die Gammastrahlen entstehen grundsätzlich dort, wo Materie auf Antimaterie trifft, so z.B. ein Elektron auf sein Antielektron (= Positron), bei deren Vereinigung eine nur sehr kurzlebige, wasserstoffatomartige Verbindung (Positronium) entsteht, die nach 10^{-7} s zerstrahlt, wobei sich die Energieäquivalente ihrer Massen in Gammastrahlen verwandeln. Aber auch Energie, die ein Atomkern durch Teilchenbeschuß aufgenommen hat, wodurch er angeregt wurde, kann er in Form von Gammaquanten abstrahlen. Die Gammastrahlung beim radioaktiven Zerfall von Isotopen entsteht, wenn ausgeschleuderte Alphateilchen den Kern des Isotops auf Kosten ihrer eigenen Energie anregen und dieser bei Rückkehr in seinen energetischen Grundzustand die überschüssige Energie als Gammaquanten abgibt.

c) Korpuskular- oder Teilchenstrahlung

Die wichtigsten, im gegebenen Zusammenhange relevanten Arten von Teilchenstrahlen sind Alpha-, Beta-, Neutronen- und Protonenstrahlen.

Alphastrahlen: Zerfallende Isotope, so z.B. die natürlichen instabilen Nuklide wie Radium und andere, stoßen beim radioaktiven Zerfall positive Ladungen in Form schneller Heliumkerne ($^4_2$He) mit zwei positiven Elementarladungen aus. Dies sind die Alphateilchen, deren Durchdringungsfähigkeit und ionisierende Wirkung infolge der sehr großen kinetischen Energie erheblich ist. Sie sind zu therapeutischen Zwecken wegen ihrer großen Nebenwirkungen kaum nutzbar.

Betastrahlen: Andere instabile Nuklide vollziehen ihre Kernumwandlung, indem sie am Kern gebildete Elektronen ausschleudern, die als primäre Strahlung wegfliegen. Die Geschwindigkeit solcher Betateilchen kann von sehr geringen Größenordnungen bis nahe an die Lichtgeschwindigkeit heranreichen. Die ionisierende Wirkung von Betastrahlen ist wesentlich geringer als die von Alphastrahlen. Bei Ausschleuderung negativ geladener Elektronen spricht man von Beta-Minus-Strahlen, bei Ausschleuderung von Antielektronen (Positronen) von Beta-Plus-Strahlen. Im Prinzip entstehen die Betastrahlen durch Umwandlung von Protonen in Neutronen und umgekehrt. Jede Atomart sendet, mit wenigen Ausnahmen, nur *eine* Art von Teilchenstrahlung (alpha oder beta) aus, zu der Gammastrahlung hinzukommen kann. In der therapeutischen Anwendung haben Elektronenstrahlen bestimmte, vor allem technische Vorteile vor anderen Strahlenarten (SCHULZ et al., 1963).

Neutronenstrahlen: Neutronen entstehen durch Kernumwandlung im Reaktor. Sie sind biologisch besonders gefährlich, da die Neutronen sehr schnell und energiereich sind und sich als instabile Elementarteilchen sofort in Protonen umwandeln, wobei sie entweder Elektronen abgeben oder Positronen aufnehmen. Dabei kommt es u.a. auch zu Paarbildungen (s. S. 21), die das zusätzliche Auftreten von Gammastrahlen bedingen. Im Zyklotron oder im Neutronengenerator erzeugte Neutronenstrahlen werden bereits therapeutisch eingesetzt, so daß auch ihre Anwendung schon zu Schäden beim Menschen führen kann (vgl. MacGregor, 1976).

Protonenstrahlen entstehen bei der Umwandlung der physikalisch instabilen Neutronen durch Abstoßung eines Elektrons oder Aufnahme eines Positrons. Als positive Elementarladungen (Wasserstoffkerne) sind Protonen beständig.

2. Quantenmechanische Voraussetzungen zum Verständnis der biologischen Strahlenwirkung

Mit der Erforschung der biologischen Wirkung von ionisierenden Strahlen befaßt sich die Forschungsrichtung der molekularen Strahlenbiologie. Ihr Ziel ist es, die Auswirkungen von Strahlen im molekularen Bereiche biologischer Organismen in ihren einzelnen Schritten bis zur Entstehung eines makroskopisch erkennbaren Effektes zu analysieren. Ihre Ergebnisse sind daher die Grundlagen für das Verständnis der in den späteren Kapiteln zu behandelnden speziellen Schäden. Deshalb betreffen die nachfolgenden allgemeinen Ausführungen bereits die grundsätzlichen Schädigungen, die in allen Organen und Geweben des menschlichen Organismus prinzipiell in der gleichen Weise auftreten und die molekularen Grundprozesse für die morphologisch faßbaren Schäden nach »Verstärkerwirkung« (Jordan, 1938, 1957, s. S. 21) bilden.

Unter der *ionisierenden Wirkung* von Strahlen versteht man ganz allgemein die Freisetzung von Elektronen aus den Atomschalen oder dem Kern, wie z.B. bei der Kernumwandlung von Neutronen in Protonen und umgekehrt (s.o.). Die abgelösten Elektronen bezeichnet man als Sekundärelektronen. Diese können bei genügender kinetischer Energie weitere Ionisationen vornehmen. Das Endprodukt einer Ionisation sind immer Ionenpaare, da nie ein geladenes Elementarteilchen ohne sein Antiteilchen auftreten kann. Die Freisetzung von Elektronen geschieht aus Molekülen, Atomen und Atomkernen unter Absorption und Ausnutzung der Energie der einfallenden Strahlen. Ionisierende Wirkung haben nur die Röntgen-, Gamma- und die besprochenen Korpuskularstrahlen.

Für die Ablösung von Sekundärelektronen durch ionisierende Strahlen kommen zwei Mechanismen in Frage (vgl. Fano, 1952, 1954):

1. Ablösung durch *Stoßwechselwirkung*. Dabei erhält das Leuchtelektron der Atomschalen von einem nahe vorbeifliegenden Teilchen der Strahlung einen Impuls, der die Ablösearbeit des Elektrons so weit überschreitet, daß dieses aus dem Atom oder Molekül ausgeschleudert wird.
2. Bei der *Streifwechselwirkung* wirkt das weiter entfernt vorbeifliegende Teilchen nur über sein elektrostatisches Feld auf das Atom oder Molekül und bewirkt eine Anregung oder die Ablösung eines Elektrons. Die Streifwechselwirkung ist nach Fano (1952) meist acht- bis zehnmal so häufig wie die Stoßwechselwirkung.

Die besprochene Ionisation darf nicht verwechselt werden mit der elektrolytischen Dissoziation, bei der die entstehenden Ionen geladene dissoziierte Molekülbestandteile sind, während es sich bei der Ionisation durch Strahlen um elektrisch geladene Elementarteilchen handelt.

Energieübertragung: Das Auftreten einer biologischen Wirkung von Strahlenenergie hängt nur von der absorbierten, nicht von der transmittierten Energiemenge ab. Bei Röntgen- und Gammastrahlen kann die Energie der Lichtquanten über drei verschiedene Wege auf das bestrahlte Objekt übertragen werden:

1. Übergang der gesamten Energie eines Quants auf ein Elektron (Photoeffekt).
2. Übertragung eines Teils der Quantenenergie auf ein Elektron unter Verringerung der Energie des Quants (Compton-Effekt).
3. Bildung eines Elektronen- und Positronenpaares (Paarbildung nach DIRAC). Die Paarbildung tritt nur auf bei Quantenenergien von über 1 MeV (Megaelektronenvolt). Die entstandenen Positronien zerstrahlen zu Gammaquanten (vgl. S. 19).

Der Eintritt der einzelnen Absorptionsvorgänge hängt zum einen von der Quantenenergie, zum anderen von der Kernladungszahl Z (= Zahl der Protonen) des Atoms, mit dem das Quant zusammentrifft, ab. Mit steigender Kernladungszahl dominieren Photo- und Paarbildungseffekt.

Da die Lebensvorgänge im molekularen Bereiche von quantenmechanischen Kräften beherrscht werden (vgl. DESSAUER, 1964), genügt u. U. *ein* Eingriff in dieses Gefüge, ebenfalls auf Quantenebene, um das gesamte System funktionell zu mutieren. D.h., das Auftreffen *eines* Quants an entscheidender Stelle im Molekül kann für eine durchgreifende Änderung des gesamten Molekulargefüges, die sich im mehr oder minder langen Intervall manifestiert, genügen. Ist die Veränderung mit der Gesamtfunktion des Systems auf die Dauer nicht vereinbart, so bricht das System in *kausaler* Konsequenz (Reaktionskette) als Folge eines *zufälligen* Ereignisses (Quantensprung) zusammen. Im Schema der Abb. 2 ist ein solcher Ablauf verdeutlicht. Nach JORDAN (1938, 1957) »müssen Organismen, physikalisch gesprochen, den Charakter von *Verstärkungsanordnungen* besitzen, welche mikrophysikalische Einzelentscheidungen in makrophysikalische Großvorgänge umsetzen« (Verstärkertheorie der Organismen).

3. Grundlagen der Interferenz ionisierender Strahlen mit biologischen Systemen

a) Molekularbiologische Abläufe

Die Effekte, die eine ionisierende Strahlung im molekularen Bereiche von Organismen erzielen kann, lassen sich allgemein zusammenfassen als:

1. *Störungen im Bereiche der Zellkernsubstanz* (vgl. auch OEHLERT, 1967) mit Verlust der Replikationsfähigkeit der DNS, Zerschlagung von Chromosomen

mit dem Ergebnis der Auslösung von Mutationen und von abnormem Zellwachstum (Teratogenese und Carcinogenese, Mitosehemmung);

2. *Inaktivierung von Enzymen mit der Folge* der Störung wichtiger Stoffwechselabläufe, Erzeugung freier Bindungsradikale oder -valenzen an Molekülen und Atomen (vgl. KOCH et al., 1967) und schließlich
3. *Abtötung von Zellen oder Organismen* durch eine völlige Zerstörung ihres organischen Molekulargefüges.

Für die Frage der Entstehung, der zeitlichen Manifestation und des Ausmaßes eines Strahlenschadens ist die wirksame Dosis absorbierter ionisierender Strahlen ausschlaggebend. Sie wird graphisch als Dosis-Effekt-Kurve (ZIMMER, 1960) dargestellt (Abb. 1). Die Kurve zeigt, daß die Abtötung von Organismen durch Strahlen nicht, wie bei Giften, von einer Schwellendosis abhängt, unterhalb derer der Organismus überlebt und oberhalb derer er abstirbt, sondern in Form flacher hyperboler oder sigmoider Funktionen verläuft (Abb. 1).

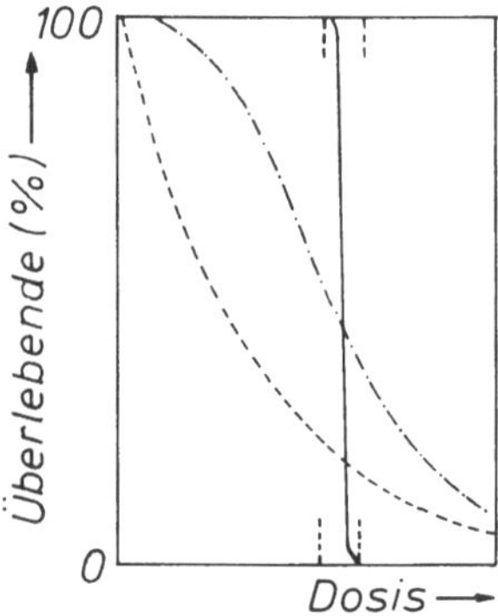

Abb. 1. Vergleichende schematische Darstellung der Dosis-Wirkungs-Kurven für die Wirkung von Giften und Strahlen. (Nach ZIMMER, K. G. 1960) – – und –.– = Strahlenwirkung; —— = Gifteinwirkung (Neuzeichnung)

Schon bei geringen Dosen sterben Organismen, wobei der prozentuale Anteil an Überlebenden einer bestrahlten Population kontinuierlich mit steigender Dosis abnimmt. Dabei verhält sich das *einzelne* komplexe organische Individuum (z.B. eine Zelle) hinsichtlich der Beeinflußbarkeit durch Strahlen noch ähnlich der durch Gift: Unterhalb einer Schwellendosis überlebt es, oberhalb der Schwellendosis stirbt es ab, unabhängig von der innerhalb dieser beiden Bereiche variierenden Intensität der Strahlung.

Die Dosis-Wirkungs-Kurve kommt dadurch zustande, daß infolge der unterschiedlichen Strahlenempfindlichkeit der hochentwickelten Organismen einerseits und der höheren Trefferwahrscheinlichkeit (s. S. 25) bei höherer Dosis andererseits die *statistische* Zahl der abgetöteten Individuen steigt. Im molekularen Bereiche, z.B. der

Gene, bestimmt dagegen nur noch die Trefferwahrscheinlichkeit das Geschehen, die mit steigender Strahlendosis zunimmt und mit ihr der Anteil mutierter Strukturen. Eine Variabilität der Strahlenempfindlichkeit besteht im molekularen Bereiche nicht mehr (JORDAN, 1957); wenn ein Energiequant trifft, erzielt es den maximal möglichen Effekt.

PLATZMANN (1958, 1962) hat die Wirkung der ionisierenden Strahlen in einem biologischen System in vier Phasen unterteilt (s. Abb. 2):

1. Die *physikalische Phase* beinhaltet die Energieabsorption im bestrahlten Objekt, wobei die Atome der molekularen Strukturen entweder elektronisch *angeregt* oder *ionisiert* werden. Ob ein Atom durch ein einfallendes Strahlenteilchen angeregt oder ionisiert wird, hängt von der Energie des Teilchens bzw. von dem von ihm übertragenen Teil seiner Energie ab (vgl. S. 21). Ionisation erfordert eine höhere Energie als Anregung.

Unter Anregung eines Atoms versteht man dabei die Überführung auf eine höhere Energiestufe durch Absorption von Energiequanten aus Licht oder Elementarteilchen, aus der das Atom nach einer bestimmten Verweildauer wieder in den Grundzustand zurückkehrt. Die Anregung entsteht durch Translation von Elektronen aus einer Schale niederer in eine solche höherer Ordnung, was mit einer Energieabsorption verbunden ist. Die angeregten Atome sind äußerst reaktionsfähig. So kann in einem Gemisch aus (durch Licht) angeregten Wasserstoff- und Chloratomen unter explosionsartiger Reaktion Chlorwasserstoff (HCl) entstehen).

2. In der *physiko-chemischen Phase* reagieren die sehr instabilen ionisierten Atome und Moleküle sowie freigesetzte Elementarteilchen sofort weiter, wobei sie sich durch Eingehen neuer atomarer oder molekularer Bindungen stabilisieren.
3. In der *chemischen Phase* können die so entstandenen Stabilisate neue chemische Verbindungen eingehen, die dann in der vierten Phase zum Tragen kommen.
4. In der *biologischen Phase* führen die veränderten Moleküle und neuen chemischen Verbindungen über Veränderungen der Stoffwechselsituation zu letztendlich sichtbaren Schäden an den Zellen und ihren Organellen, was schließlich zum Tod des Organismus oder zu »Spätschäden« führt.

Während die ersten drei Phasen in milliardenstel bis millionstel Bruchteilen von Sekunden ablaufen, und daher technisch schwer zu analysieren sind, kann die biologische Phase bis zu vielen Jahren dauern.

Für die Modifikation der »prämolekularen« Veränderungen der beiden ersten Phasen spielen die Stoffwechselleistungen des geschädigten Systems eine außerordentliche, für die wissenschaftliche Analyse komplizierende Rolle (DERTINGER et al., 1969). Hieraus resultiert die spezielle Strahlensensibilität eines Systems.

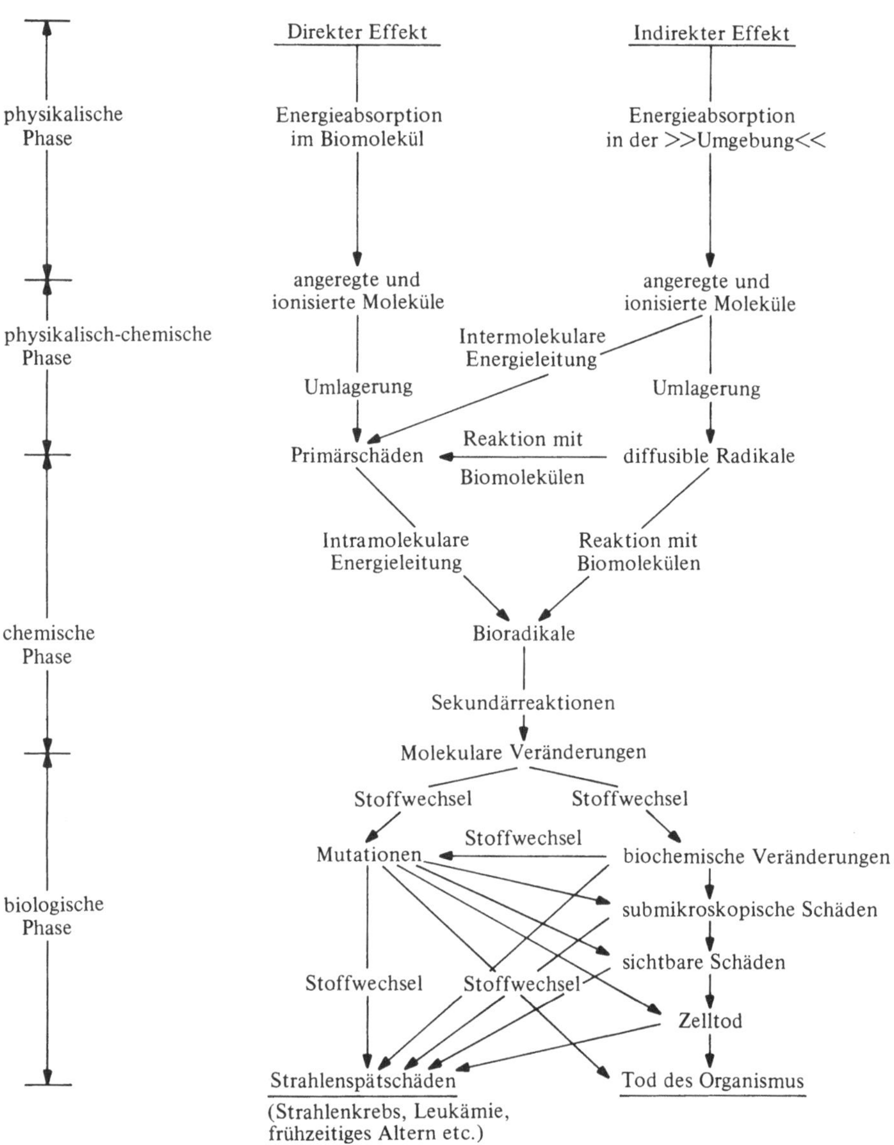

Abb. 2. Die zeitlichen Phasen der Strahlenwirkung. (Nach R. L. PLATZMAN, 1962; aus: DERTINGER, JUNG, 1969)

b) *Treffertheorie der Strahlenwirkung und Energieübertragung*

Die Absorption strahlender Energie erfolgt nach der Quantentheorie des Lichtes, die ja auch auf elementare Quanten übertragbar ist (s. S. 16), durch Quantensprünge. So können die elementaren Gebilde, die Strahlung absorbieren, ihren Energiezustand nicht *stetig* ändern, wie das die klassische Physik fordert, sondern die Energieübertragung erfolgt *unstet* — wie EINSTEIN erkannte, in Form »winziger Energiepakete« (Lichtquanten = Photonen). Die Energieübertragung bei der Absorption erfolgt durch sprunghaften stufenweisen Wechsel der energietragenden Gebilde von einem Zustand höherer Energie in einen solchen niederer. Dabei können nie mehrere Stufen gleichzeitig übersprungen werden, sondern die Übertragung findet *diskret*, d.h. in einzelnen Elementarakten statt.

Mathematisch wird demzufolge die biologische Strahlenwirkung als ein *stochastischer Prozeß* (vgl. HUG et al., 1966) aufgefaßt; d.h., sie ist Folge einer Kette *zufälliger* Ereignisse, die den mathematischen Wahrscheinlichkeitsgesetzen folgen. (Stochastik ist die Lehre von den zufälligen Ereignissen.) Dies entspricht der allgemeinen Erkenntnis der Physik, daß quantenmechanische Vorgänge, um die es sich bei der Energieübertragung handelt, nicht mehr dem Kausalitätsprinzip der klassischen Physik gehorchen, sondern sich nur noch, als den Gesetzen des Zufalls unterworfene Vorgänge, wahrscheinlichkeitstheoretisch beschreiben lassen (Indeterminismus).

Trefferwahrscheinlichkeit bedeutet in diesem Zusammenhange die Wahrscheinlichkeit, mit der ein Elementarteilchen oder Lichtquant der einfallenden Strahlung in einem Molekül oder Atom des bestrahlten Stoffes unter Abgabe eines Teils seiner Energie eine Ionisation hervorruft. Dies ist wiederum von zahlreichen, zufallsbestimmten Variationsursachen abhängig. Die Treffertheorie versucht, die Wahrscheinlichkeit, mit der ein Treffer eintritt, zu erfassen. Sie »basiert auf der Annahme, daß ionisierende Strahlen in zellulären und subzellulären Einheiten kritische Ereignisse auslösen, die sogenannten Treffer« (HUG et al., 1966). Sie hat dabei aber nicht nur die Stochastik der Strahlenwirkung, sondern auch die modifizierenden Zufallsfaktoren von seiten des bestrahlten biologischen Systems zu berücksichtigen (z.B. die Reaktivität und Kompensationsfähigkeit des Systems in Abhängigkeit von der Stoffwechselleistung u.a.), die in die spätere Ursache-Wirkungs-Kette eingreifen. HUG und Mitarbeiter sprechen daher von einer »Stochastik der vitalen Prozesse«, die neben der Stochastik der Strahlenwirkung, für die Effektivität einer Bestrahlung im biologischen System von entscheidender Bedeutung ist. Da die vitalen Prozesse aber von System zu System so außerordentlich variabel sind und ihre Variabilität mit steigender Komplexizität des Systems zunimmt, ist es nicht möglich, für kompliziertere biologische Organismen ein allgemeingültiges stochastisches Modell zu entwickeln.

Das Verständnis dieser grundsätzlichen Zusammenhänge ist im gegebenen Rahmen deshalb von so großer Bedeutung, da hieraus erst die sonst so schwer verständliche unsystematische Verteilung von Schäden und deren variable Ausprägung an unmittelbar benachbarten Strukturen, wie dies im zweiten Teil der Abhandlung verdeutlicht werden wird, zu verstehen ist. Verständlich werden diese Phänomene erst, wenn man sich vergegenwärtigt, daß sie ihre Entstehung einer Summe von zufälligen Ereignissen verdanken, die ihrerseits dann zu einer Kausalkette von Stoffwechselabläufen führen.

Die biologische Wirksamkeit einer Strahlung hängt ab von der *Ionisationsdichte*, d.h. der Zahl an Ionisationsereignissen pro Wegstrecke eines durch einen Körper laufenden Strahlenteilchens. Der *lineare Energietransfer* (LET) bestimmt die Ionisationsdichte. Er bezeichnet die Teilchenenergie, die ein Teilchen pro μ seiner Bahn auf das Objekt abgibt. Der LET ist für die verschiedenen Strahlenarten recht unterschiedlich (vgl. auch ZIRKEL, 1954).

c) *Effekte ionisierender Strahlung im Bereiche einfacher Moleküle*

Die wohl bedeutsamste Schädigung durch strahlende Energie im tierischen Organismus ergibt sich auf der Ebene einfacher Moleküle aus der Radiolyse des Wassers (Wallach, 1972), da der tierische Organismus sich durch einen hohen Wassergehalt auszeichnet. Dies trifft besonders auf das Gehirn zu, das im Säuglingsalter zu 87–90%, beim Erwachsenen zu etwa 80% aus Wasser besteht (Blinkov et al., 1968).

Im *direkten* Effekt der Strahlenenergie werden Wassermoleküle ionisiert: $H_2O \rightarrow H_2O^+ + 1\,e^-$.

Im Rahmen dessen, was man als *indirekte* Wirkung bezeichnet, können $\dot{O}H$- und $\dot{H}$-Radikale entstehen, die mit Molekülen und Ionisaten weiter reagieren: $H_2O^+ \rightarrow O\dot{H} + H^+$; $1\,e^- + H_2O \rightarrow OH^- + \dot{H}$ etc. (vgl. Dertinger et al., 1969; Wallach, 1972).

Die $O\dot{H}$-Radikale reagieren bevorzugt mit den Aminosäuren Tryptophan, Phenylalanin, Histidin, Cystein und Cystin (vgl. Streffer, 1969, S. 15). An Zell- und Mitochondrienmembranen können durch Reaktion mit Sulfhydril-(SH-) Gruppen (s. Abb. 3) u.U. langzeitige Schrankenstörungen entstehen, die zu Verlusten an K-Ionen und Anreicherung von Na-Ionen in der Zelle führen (Avellone et al., 1968; Carregal et al., 1970; Rink et al., 1968; Sutherland et al., 1968; Wallach, 1972; Wilz, 1966).

Als Ausdruck einer solchen Elektrolytverschiebung fanden Morgenroth (1967) und Morgenroth et al. (1973) elektronenmikroskopisch als erste Frühreaktion der Zellorganellen eine Schwellung und vakuoläre Degeneration der Mitochondrien, die meist mit einem Aufbruch endete. Auch endoplasmatisches Reticulum und Golgi-Apparat zeigten ein gleichartiges Verhalten. Der Zellkern bot neben einer Kernwandhyperchromatose eine perlschnurartige Schwellung der Kernmembran. Oft war mit der Schwellung der Zellorganellen der Zelluntergang verbunden. Diese Veränderungen waren unabhängig von der Strahlenqualität und betrafen differenzierte und undifferenzierte Zellen gleichermaßen. Eine zusammenfassende Übersicht über derartige und ähnliche ultrastrukturelle Befunde gibt Klug (1965).

Die schweren Elektrolytstörungen nach Membranschäden durch Bestrahlung werden als das wesentliche Moment für den Strahlentod (s. S. 39) angesehen. Verschiedene Autoren (z.B. Bacq und Alexander, 1966) halten allerdings die Freisetzung von Enzymen für die entscheidende primäre Störung. Bei der Radiolyse des Wassers entsteht u.a. auch, im Rahmen der Sekundärreaktionen, Wasserstoffperoxyd (H_2O_2), welches als Radiotoxin sehr wirksam ist und u.a. die Zellatmung stört (Warburg, 1964).

Schließlich können auch die bei der Ionisation freigesetzten Elektronen in durch Hydratation (e^-_{aq}) stabilisierter Form über weite Strecken diffundieren und loco alieno mit Biomolekülen, die ursprünglich keinen Treffer erhalten haben, reagieren. Auf diese Weise, durch die größere indirekte Wirkung, werden in wäßrigen Lösungen Fermente, z.B. Ribonucleasen, durch die gleiche Strahlendosis stärker inaktiviert als im trockenen Zustand. Bei der Bestrahlung

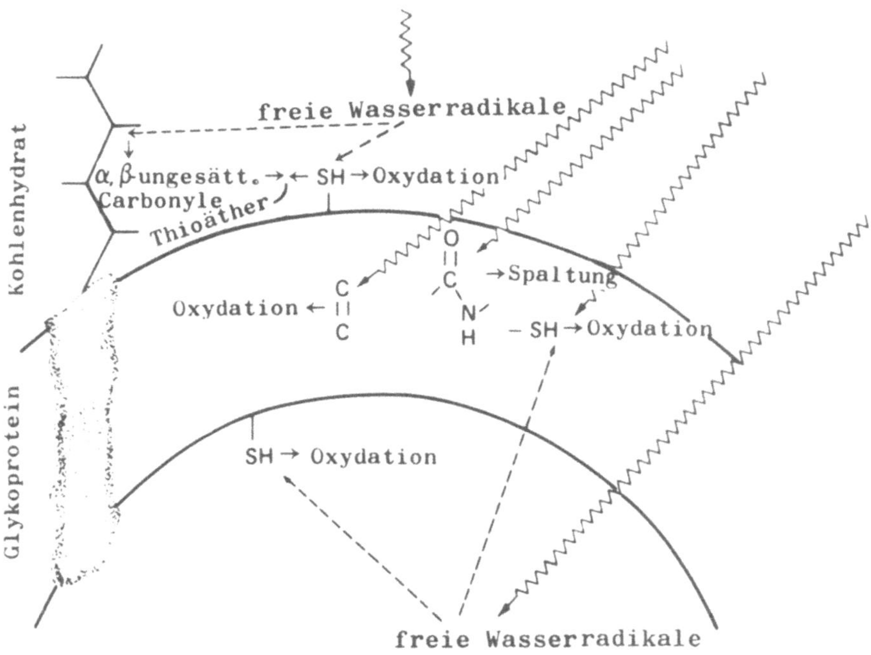

Abb. 3. Schema der radiosensiblen Abschnitte auf und innerhalb der Plasmamembran. Die Abbildung zeigt sowohl die direkten Treffer der ionisierenden Strahlung (Zickzacklinie), wie auch die Angriffspunkte der freien Radikale aus der Radiolyse des Wassers (− −). Da die Membran ein kondensiertes System darstellt, muß man annehmen, daß sie in stärkerem Maße als gewöhnlich für direkte Treffer empfänglich ist. Peptide, −Ch=CH-Gruppen und −SH-Gruppen sind die Zielpunkte der Wahl für direkte Treffer. Freie Wasserradikale können die Kohlenhydrate der Membran, −SH-Gruppen und −CH=CH-Bindungen oxydieren. Die Zerschlagung der ersteren, die zu α,β-ungesättigten Carbonylen führt, kann die Entstehung von Thioäthern mit oberflächlich lokalisierten −SH-Gruppen bewirken. (Aus D. F. H. Wallach, 1972)

von DNS, Kohlenwasserstoffen, Proteinen, Aminosäuren und Nucleinsäuren entstehen Wasserstoffatome, die sich zu molekularem Wasserstoffgas verbinden können. Sie reagieren aber auch mit ungeschädigten Biomolekülen, in der Hauptsache durch Anlagerung an Doppelbindungen oder durch Entzug von Wasserstoff (vgl. Dertinger et al., 1969).

d) Effekte im Bereich komplexer Moleküle

d_1) Histo- und biochemische Veränderungen auf molekularer Ebene im Gehirn und deren Folgen

Das Ausmaß der charakteristischen histochemischen und biochemischen Veränderungen, die den strahleninduzierten Zellschäden vorgeschaltet sind, variiert im

Zentralnervensystem innerhalb der einzelnen Zellarten in Abhängigkeit von der Strahlendosis (PRUSZOWSKI et al., 1968). Zusammenfassend lassen sich die Störungen charakterisieren als

1. *Aktivitätsänderungen von Enzymen* (s. unten); betroffen sind NADasen, ATPasen, saure und alkalische Phosphatasen, Catepsin-Typ-C-Esterasen, Glutamatdehydrogenase und -synthetase und Succinatdehydrogenase;
2. *Akkumulation von diesen Enzymen abhängiger Substanzen,* vor allem Glykogen und Glykoproteide u.a. (s. S. 30);
3. *Veränderungen im Nucleinsäure- und Proteingehalt* des Gewebes;
4. *Veränderungen der Neurolipidsynthese;*
5. *Erhöhung des Gehaltes an Neurotransmittersubstanzen,* und
6. *Elektrolytverschiebungen*

(ADLARD et al., 1972; AVELLONE et al., 1968a; BOERESCU et al., 1973; CAPALNA et al., 1969; CAZZULLO et al., 1967; CÉRVOS-NAVARRO, 1967; COHAN et al., 1969; DAHLSTROEM et al., 1973; DIAZ BORGES et al., 1971; DRSATA et al., 1974; EL-KOSHEF, 1974; FRANKE et al., 1965a; GEORGE et al., 1973; GHIZARI, 1972; HAULIC et al., 1971; IBRAHIM et al., 1970; KIRSCH et al., 1972; KOCHIERSKA-GRODZKA et al., 1974; KOLOMITSEVA et al., 1973; KOMESU at al., 1968; KOZIK, 1969b; LIERSE et al., 1965, 1967; MERITS et al., 1969; MILINE et al., 1974; MILKO, 1969; NOAMAN et al., 1968; ORDY et al., 1968; OSTENDA et al., 1969; PAUSESCU et al., 1972, 1973; PRUSZOWSKI et al., 1968; SAMORAJSKI et al., 1964, 1970; VASCULESCU et al., 1969, 1970, 1973; DE VELLIS, 1968; TSUYA, 1973).

An Purkinjezellen fand KOZIK (1969a) Unterschiede der Veränderungen des Enzymmusters nach strahleninduzierter homogenisierender Zellerkrankung im Vergleich zu den Enzymveränderungen unter ischämischen oder hypoxischen Bedingungen. Den Enzym- und Kernsäureveränderungen waren dauerhafte EEG-Störungen sowie Störungen des Verhaltens, des Gedächtnisses und der Lernfähigkeit assoziiert (ORDY et al., 1968; INGERSOLL et al., 1970; LOH-SENG-TSAI et al., 1971; NELSON et al., 1973). Eine besondere Vermittlerrolle des Hippocampus für Verhaltensstörungen nach Bestrahlung stellten MILLER et al. (1971) und POPOVA et al. (1968) heraus. Diese Veränderungen des Verhaltens, z.B. des Fluchtgebarens, ließen sich bemerkenswerterweise mit Hilfe intraperitonealer Injektionen von Hirnbrei bestrahlter Tiere auf gesunde Tiere übertragen (FJERDINGSTAD, 1972; LAVAN et al., 1970). Vielleicht kann man hierin eine Parallele zu den von anderen Autoren gefundenen Änderungen der Neurotransmitteraktivitäten im bestrahlten Hirngewebe sehen.

d_2) Enzyme

Im makromolekularen Bereiche ist eine der wichtigsten Folgen der Einwirkung ionisierender Strahlen die bereits oben angedeutete Inaktivierung von Enzymen.

Diese Wirkung auf die Enzyme ist die Ursache für die meisten der später erörterten sekundären Änderungen von Stoffwechselabläufen, die in zahlreichen Tierexperimenten herausgearbeitet wurden.

Eine Inaktivierung kann eintreten durch

1. primär, durch die Strahlung erzeugte *Radikalbildungen*;
2. *Veränderungen der Primärstruktur* durch Abbau von Aminosäuren;
3. *Denaturierung*, d.h. Veränderungen der Sekundärstruktur durch Auffaltung der Moleküle. Dabei werden infolge intramolekularer Energieleitung und -umlagerung nur bestimmte Aminosäuren an bestimmten Prädilektionsstellen des Moleküls zerstört (vgl. DERTINGER et al., 1969; STREFFER, 1969).

Neben den unmittelbar strahlenbedingten Inaktivierungen von Enzymen, die wegen ihres großen Wirkungsquerschnittes (s. S. 25) bevorzugte Trefferbereiche sind, wurden in Tierexperimenten aber auch, oft gleichzeitig im gleichen oder in anderen Organen, *Aktivitätszunahmen* von Enzymen gemessen, die geeignet waren, durch Abbau von Nucleinsäuren und Proteinen zur Degeneration von Organen zu führen (STREFFER, 1969).

PIKULEV et al. (1967) und SAVITSKII et al. (1967) fanden die Aktivität der *Transaminasen* im Gehirn und Rückenmark von Ratten schon 1–3 Tage nach Ganzkörperbestrahlung mit geringen Dosen (z.B. 100 R) wesentlich erniedrigt. Demgegenüber war in anderen Tierexperimenten die Aktivität zahlreicher Enzyme des Gehirns in der Frühphase (6–24 Std) nach Bestrahlung erhöht, während sie im weiteren Verlaufe von Tagen wieder zur Norm zurückkehrte oder gar in eine verminderte Aktivität überging (KOZIK, 1969b, 1972; KROMPECHER et al., 1974; PALASCHENKO et al., 1970). Betroffen waren vor allem die DPN-(NAD-) und TPN-(NADP-)Diaphorase, die Alpha- und Beta-Glycerophosphat-Dehydrogenase (KOZIK, 1969b), die Cytochromoxydase (KROMPECHER et al., 1974) und die Succinat-Oxydoreduktase (PALASCHENKO et al., 1970), deren Aktivität sich erst im Verlaufe von 12 Tagen normalisierte. HAMBERGER (1970) konnte nach 300 R Röntgenbestrahlung in isolierten Nervenzellen des Gehirns von Albinokaninchen in der Frühphase während der ersten 24 Std p.irr. eine markante Zunahme der succinatabhängigen Zellatmung feststellen, die sich im Laufe von 10 Tagen normalisierte. Die Neurogliazellen zeigten diese Reaktion erst eine Woche p.irr. Markiertes Leucin wurde von den Mitochondrien der Neurone vermehrt inkorporiert. In den Versuchen von KROMPECHER et al. (1974) waren gleichzeitig in anderen Organen die Enzymaktivitäten vermindert, woraus sich ablesen läßt, daß es sich bei den Aktivitätszunahmen im Gehirn nicht um primär strahlenbedingte Veränderungen an den Enzymen handelt, sondern um einen reaktiven Vorgang, den KROMPECHER et al. (1974) als Manifestation einer »neuralen Alarmreaktion« sehen.

Grundsätzlich muß man festhalten, daß die *Aktivierung* von Enzymen nach Bestrahlung von Organismen auf einer Stoffwechselreaktion beruht, d. h. sie wird nur durch die Strahlenwirkung auf bestimmte Steuerungszentren (s. S. 33) induziert, ohne daß eine unmittelbare Einwirkung der Strahlen auf die Enzyme ursächlich wäre.

d_3) *Glykogen*

Wesentlich beeinflußt durch Bestrahlung wird der Glykogenstoffwechsel, dessen Veränderungen STREFFER (1969, S. 96) für die ausgeprägtesten des Säugetierstoffwechsels hält. Nach Ganzkörperbestrahlung von 500–5000 R wurde in der Leber verschiedener Säuger ein Anstieg des Glucose- und Glykogengehaltes festgestellt (ORD et al., 1961; KUZIN, 1964; BERNDT et al., 1966). LIERSE (1971/1972) und LIERSE et al. (1965) fanden bei Meerschweinchen 24 Std p. irr. Glykogen- und Mucopolysaccharidvermehrungen in Glia- und Nervenzellen des Groß- und Kleinhirns nach Einzelbestrahlungen des Gehirns mit Dosen von 100–4000 R. Die regionale Verteilung der betroffenen Zellen hing von der Dosis ab; nach Höchstdosen waren solche Glia- und Nervenzellen über die gesamte Hirnrinde und das Mark verteilt. Bei dieser Beeinflussung handelt es sich nicht um eine direkte oder im physiko-chemischen Sinne indirekte Strahlenwirkung, sondern um einen Effekt, der zu den typischen mittelbaren Reaktionen eines Organismus auf eine Strahleneinwirkung gehört, wie z.B. auch eine erhöhte Corticosteroidausschüttung (Streß!). Ursache der Glykogenanreicherung könnte eine stoffwechselreaktiv verminderte Glykolyse (MAES et al., 1963; RATHGEN et al., 1956, 1958) sein.

Die mittelbare (stoffwechselbedingte) Natur dieser Vorgänge zeigt sich im Modellversuch z.B. daran, daß in Hefekolonien nach Bestrahlung die aerobe Glykolyse noch unbeeinflußt funktionierte, wenn die Zellteilung bereits inhibiert war (ECKSTEIN et al., 1966). Citratcyclus und Atmungskette gelten als recht strahlenresistent. Die oxydative Phosphorylierung kann teilweise entkoppelt werden. Elektronenmikroskopisch findet sich dann eine Schwellung der Mitochondrien.

d_4) *Kernsäuren und hochmolekulare Proteine*

Von größtem Einfluß auf Fortpflanzung und Existenz biologischer Organismen sind die Schädigungen der Kernsäuren DNS und RNS durch Strahlen.

Eine Schädigung der DNS kann auf verschiedene Weise erfolgen:

1. An verschiedenen Stellen im Molekül können, wie bereits an den Enzymen dargestellt, freie Radikalbildungen auftreten, die in sekundäre Reaktionen eintreten und zu Desaminierungen, Dehydroxylierungen, Brüchen der Basen-Zucker-Bindungen, Oxydation des Zuckers oder Freisetzung von Phosphatgruppen führen (vgl. DERTINGER et al., 1969; STREFFER, 1969).
2. Durch *Zerstörung der Wasserstoffbindungen* tritt eine Denaturierung des Moleküls ein, d.h. eine Auftrennung der beiden Stränge der Doppelhelix. Diese Auftrennung kann unvollständig sein.
3. *Basenzerstörung* und hydrolytische *Spaltung der DNS-Zucker*, die zu Brüchen in den Polynucleotidketten (Degradierung) führen (vgl. SWINGLE et al., 1968).
4. *Intermolekulare Vernetzungen* schließlich bedingen Aggregationen zwischen einzelnen DNS-Molekülen, was deren Matrizenfunktion behindert.

Die strahlenbedingten Schäden an der DNS müssen nicht zwangsläufig zum völligen Verlust der Matrizenfunktion führen; sie können durch Repairprozesse ganz oder teilweise ausgeglichen werden.

Die strahlenbedingte Degradierung der DNS soll nicht auf einem strahlenchemischen Prozeß beruhen, sondern durch Endonucleasen betrieben werden (STREFFER, 1969).

Die beschriebenen Schädigungsarten gelten gleichermaßen und sinngemäß für die RNS und Polypeptidketten, deren Empfindlichkeit allerdings nicht ganz die der DNS erreicht. Die vergleichsweise geringste Strahlenempfindlichkeit zeigen die Zellproteine.

Eine Abnahme des DNS-Gehaltes im Gehirn von Ratten nach Ganzkörperbestrahlung konnte in verschiedenen Untersuchungen nachgewiesen werden (CASTER et al., 1958; KOBAYASHI, 1970). Die Versuche ließen allerdings keinen Rückschluß darauf zu, welcher Zelltyp für diese Veränderungen verantwortlich war (Oligodendroglia?, vgl. COTTIER, 1961). PELC (1969) fand einen starken Abfall der Incorporation von DNS-Präcusoren gegenüber der Norm in ausdifferenzierten, nicht mehr teilungsfähigen Zellen nach einer Einzeldosis von Röntgenstrahlen.

Die Zerstörungen im Bereiche der Kernsäuren haben vielfach ein *Kernödem* mit scholligem Zerfall der Kerne zur Folge (OEHLERT, 1967).

e) *Effekte auf cellulärer Ebene*

Die Reaktion lebender Zellen auf eine Bestrahlung ist, da es sich bereits um höher organisierte Systeme mit Stoffwechselleistungen handelt, ein *Summationseffekt*, der auf Grund der oben erörterten Schäden auf molekularer Ebene und deren Sekundäreffekten sowie der restitutiven Stoffwechselleistungen der Zellen mit unterschiedlicher zeitlicher Latenz eintritt (vgl. auch ALEKSANDROV, 1965). Die Strahleneffekte an den Zellen können zu einem großen Teil auf eine Schädigung der DNS zurückgeführt werden (SWINGLE et al., 1968). Die Folgen sind: Inhibition der Enzyminduktion, Verzögerung der DNS-Synthese und der Mitose, chromosomale Aberrationen (CARLSON, 1954; KAUFMAN, 1954; MULLER, 1958 u.a.), somatische Mutationen (auch Cancerogenese), vorzeitige Alterungseffekte auf Zellniveau und Aktivierung latenter Viren.

Chromosomale Aberrationen, die für Weiterentwicklung und Fortpflanzung tierischer Organismen von ausschlaggebender Bedeutung sind, können schon mit geringen Strahlendosen von 50–75 R entstehen (vgl. KREBS, 1968).

Ist die Zerstörung im Bereiche der Kernsäuren und Kernenzyme massiv, so tritt im weiteren Verlaufe durch Teilungsstörungen irgendwann der »mitotische Tod« der Zelle ein, so z.B. nach Doppelbrüchen und Basenschäden in der DNS.

Andererseits können durch Zellmutation vermindert oder auch verstärkt lebensfähige Individuen entstehen, wobei »negative« Mutanten entweder nach einigen Teilungen oder im Laufe längerer Zeiträume degenerieren oder auf

Grund ungünstigerer Selektionseigenschaften im Konkurrenzkampf unterliegen, während »positive« Mutanten auf Kosten und unter Abtötung der gesunden Konkurrenten ein explosionsartiges Wachstum entfalten können (Tumoren!). So besteht einmal die Möglichkeit, gesunde Zellen so zu mutieren, daß sie sich im Gewebsverband der normalen Zellen als Tumorzellen verhalten (vgl. FÜRTH et al., 1954) und zum anderen, Geschwulstzellen mit Hilfe der vernichtenden Wirkung ionisierender Strahlen abzutöten.

e_1) Sensibilisierungsstoffe und -effekte

Sensibilisierungsstoffe sind Substanzen, welche die Strahlenempfindlichkeit erhöhen, ein Effekt, der sich medizinisch-therapeutisch nutzen läßt (MESSERSCHMIDT et al., 1968).

Sensibilisierend wirkt auch eine Temperaturerhöhung (HOLTHUSEN, 1921). Man bezeichnet dies als *Temperatureffekt* (s. auch S. 110).

e_2) Schutzstoffe sind dagegen Stoffe, welche die Strahlensensibilität verringern und damit medizinische Relevanz zur Prophylaxe oder Therapie von Strahlenschäden erlangen. Substanzen mit Schutzwirkung sind vor allem *Aminosäuren* wie Cystein, Cystin, Glutaminsäure und deren Decarboxylierungsprodukte wie Cysteamin, Glutathion, Cystamin u. a. (RÉVÉSZ et al., 1966; MODIG et al., 1967; DERTINGER et al., 1969; STREFFER, 1969; STREFFER et al., 1972; SREBO, 1970, 1971; TANASE et al., 1970, 1971; u. a.).

Ein bivalentes Verhalten zeigt in diesem Zusammenhang der Sauerstoff: Während er bei Bestrahlungsversuchen an Makromolekülen (Enzymen) im wäßrigen Milieu als Elektronenfänger teilweise eine Schutzwirkung entfaltete, wirkte er im trockenen Milieu sensibilisierend (Sauerstoffeffekt) (vgl. DERTINGER et al., 1969, S. 111; ALPER, et al., 1956; BRUSTAD, 1966).

Dem scheint die empirische Erfahrungstatsache entgegenzustehen, daß Sauerstoff im tierischen und menschlichen Organismus trotz des hohen Wassergehaltes der Gewebe, die Radiosensibilität erhöht (vgl. STENDER, 1967; STREFFER, 1969). Die Diskrepanz zwischen dem in-vitro-Experiment an Makromolekülen und der Situation der O_2-Wirkung in einem Organismus wird jedoch verständlich, wenn man berücksichtigt, daß der Sauerstoff im Organismus Stoffwechselaktivität und Proliferationskinetik der Gewebe erhöht und einmal damit zu einer Steigerung der Radiosensibilität beiträgt. Seiner im in-vitro-Experiment positiven Funktion als Radikalfänger dürfte er im Organismus schon wegen seiner Bindung in Stoffwechselvorgängen weitgehend beraubt sein. Ferner gibt es Hinweise dafür, daß die strahleninduzierte Peroxydation von Lipiden (s. S. 26) in Anwesenheit von Sauerstoff verstärkt abläuft (WALLACH, 1972). Nach GILES (1952) schließlich erhöht Sauerstoff auch auf indirektem Wege über chemische Reaktionen mit Produkten der Radiolyse des Wassers (Bildung von H_2O_2) die Zahl der Chromosomenbrüche in einem Zellkern.

f) *Schädigung des Säugetierorganismus*

f_1) *Allgemeine Ausführungen*

In umfangreichen Bestrahlungsversuchen hat sich herausgestellt, daß die Strahlensensibilität lebender Organismen in der aufsteigenden phylogenetischen Reihe vom Einzeller bis zu den Säugetieren zunimmt. Innerhalb der Säugetierreihe ist die Sensibiltät gegenüber ionisierenden Strahlen artspezifisch unterschiedlich (vgl. z.B. VOGEL, 1959). Die tödliche Strahlendosis für 80–100% der Individuen liegt bei Ganzkörperbestrahlung, wie aus nuklearen Katastrophenfällen bekannt, für den Menschen zwischen 500 und 800 rad Einzeldosis (vgl. auch ALLEN et al., 1968; KREBS, 1968). Der Tod tritt nach diesen Dosen innerhalb von weniger als zwei Monaten ein.

Über 800–5000 rad (letaler Bereich) beträgt die Letalitätsquote 90–100% innerhalb von zwei Wochen. Über 5000 rad tritt der Tod innerhalb von zwei Tagen durch Hirnödem und Atemlähmung ein (vgl. auch BEIER et al., 1960). Expositionen über 10^5 rad führen sofort zum Tode (s. S. 39).

Die bei einem hochkomplizierten tierischen Organismus eintretenden Strahlenschäden bilden den Gesamteffekt einer *Summe* von Einzelvorgängen, die teils strahlenbedingt, teils stoffwechselbedingt sind. Die Analyse der Einzelvorgänge ist dabei extrem schwierig und z.T. unmöglich, weshalb die Strahlenbiologie mit einfachen Modellen arbeitet (z.B. Viren, Phagen, Bakterien).

f_2) *Veränderungen der Neurosekretion durch Bestrahlung*

Beispielhaft für die stoffwechselmäßigen Reaktionsmöglichkeiten eines tierischen Organismus zur Abmilderung oder Kompensation einer Strahlenwirkung sind die Veränderungen in den neurosekretorischen Systemen, die durch Bestrahlung hervorgerufen werden. Sie sind kein spezifischer Strahleneffekt, sondern eine Folge des durch die Bestrahlung hervorgerufenen Streß (SELYE).

Verschiedene Untersucher fanden nach Ganzkörperbestrahlung eine prompte Ausschüttung der Neurosekrete der supraoptischen und paraventriculären Kerne und des Hypophysenhinterlappens, wobei sich periodische Wechsel zwischen Aktivitätssteigerung und -abnahme der neurosekretorischen Zellen über Zeiträume bis zu einem Monat ergaben (BACQ et al., 1966; HEYDUKOVIC et al., 1966; VOITKEVICH, 1967; SLEBODZINSKI et al., 1969; SREBRO et al., 1970; LACH, 1972, 1973; MISCALENCU et al., 1972; CZECHOWICZ, 1973). Auch morphologisch traten teils reversible, funktionsbedingte Veränderungen, teils irreversible Schädigungen von Zellorganellen an den Zellen auf (SATHYANESAN et al., 1966; BIERNAT et al., 1968; HRISTIČ et al., 1974). Die Schwellendosis für Reaktionen des Systems konnte bei 200 R ermittelt werden (HEYDUKOVIC et al., 1966). Dabei spielte es keine Rolle, ob Ganzkörper- oder Kopfbestrahlung durchgeführt wurde.

Die Veränderungen im neurosekretorischen System des Hypothalamus hatten meßbare Rückwirkungen auf die endokrinen Organe (DRAZNIN et al., 1969; SHIMIZU et al., 1973), wobei das NNR-System die stärkste Reaktion zeigte.

Daß diese Reaktionen des hypothalamisch-hypophysären Systems Antworten auf die durch die Bestrahlung hervorgerufene allgemeine Streßsituation sind, ohne spezifischen Bezug zur Bestrahlung, zeigen Versuche, in denen gleichartige Neurosekretentleerungen und Zellaktivierungen auch durch Durst- und Lichtstreß bei Ratten hervorgerufen werden konnten (PROKSOVA et al., 1972).

Strahlenbedingte Störungen der hypothalamischen Zentren ließen sich bei Lage des Dienzephalon im Bestrahlungsfeld bei 26 Patienten mit bitemporaler Bestrahlung zur Behandlung von Hauterkrankungen noch nach 8–10 Jahren auf Grund typischer klinischer Zeichen nachweisen (DOMSHLAK et al., 1968).

f_3) *Tumorbestrahlung und strahlenbedingte Carcinogenese*

Vernichtung von Tumoren: Abgesehen vom vielfältigen diagnostischen Einsatz ionisierender Strahlen und radioaktiver Isotope (vgl. BEIER et al., 1960), wird der schädigende Effekt von Wellen- und Korpuskularstrahlen vor allem therapeutisch zur Bestrahlung von Tumoren exogen, und endogen mit inkorporierten Isotopen (vgl. SMITHERS, 1951), ausgenutzt. Wie auf S. 14 bereits angedeutet, liegen dabei positive und negative Wirkungen nahe beieinander. Während man einerseits mit Strahlen Tumorzellen abtöten kann, kann man andererseits mit ihnen Tumorwachstum erzeugen (vgl. FÜRTH et al., 1954; MÜLLER, 1954a, b; ZÜLCH, 1960, 1963, 1969). ZÜLCH (1963) spricht von der »Gefahr der Malignisierung« durch Bestrahlung. In der Tumorbekämpfung finden vor allem Röntgenstrahlen, Gammastrahlen des Radiums und des ^{60}Co-Kobaltnuklids und Beta-Strahlen mit beschleunigten Elektronen Anwendung. (In zunehmendem Umfange gelangen auch Neutronenstrahlen bei der Tumorbekämpfung zum Einsatz. Alpha-Strahlen werden wegen ihrer starken Nebenwirkungen nicht verwandt.)

Bei der Bestrahlung von Tumoren ist besonders die Tatsache von Nutzen, daß Tumorzellen gegenüber normalen Körperzellen häufig eine gesteigerte Strahlensensibilität besitzen. Es gibt allerdings auch ausgesprochen strahlenrefraktäre Tumortypen (vgl. ZÜLCH, 1963). Die Strahlenempfindlichkeit steigt normalerweise mit der Zahl der Mitosen. Von dieser Regel gibt es allerdings Ausnahmen. Ferner kann man mit sensibilisierenden Substanzen (s. S. 32) die Strahlenempfindlichkeit von Tumoren erheblich steigern (MESSERSCHMIDT et al., 1968). Durch Fraktionierung der Strahlendosis und spezielle Auslegungen der Bestrahlungsgeräte wird die Gefahr für die gesunden Gewebe bei der Tumorbestrahlung weiter verringert; dennoch kommt es gelegentlich zu Schäden benachbarter Strukturen, die meist zu einer erheblichen Schmälerung des am Tumor erzielten Therapieerfolges führen. Das Zentralnervensystem gerät dann in spezielle Gefahr, wenn entweder Tumoren oder Tumormetastasen des Gehirns und des Rückenmarkes selbst oder solche in benachbarter Lage zum ZNS (Kopf, Wirbelsäule) bestrahlt werden müssen. Den Einfluß verschiedener Bestrahlungsrhythmen auf Tumor- und Normalgewebe haben EICHHORN et al. (1972) und LESSEL et al. (1973) untersucht.

Zu den bevorzugt mit Strahlen behandelten oder auch nachbehandelten Primärtumoren des Gehirns gehören die Glioblastome und die Medulloblastome des Kindes- und Jugendalters (BLOOM et al., 1969; GUTJAHR et al., 1975; KUTTIG, 1974; GERSTNER et al., 1977). Unter den generalisierten neoplastischen Erkrankungen mit Einbeziehung des

ZNS, die einer Strahlentherapie zugänglich sind, dominieren die Erkrankungen des Blutes und des reticulo-endothelialen Systems (Leukosen, Lymphome und der Morbus Hodgkin), wobei wiederum, besonders hinsichtlich guter Erfolge der Strahlentherapie, das Kindesalter bevorzugt ist (FREEMAN, 1974; GROBE et al., 1973; HARMS, 1974; HEILMANN et al., 1973; HUSTU et al., 1973; JONES, 1974; MCINTOSH et al., 1973; PINKEL, 1971; SIMONE et al., 1972, 1973). Eine besondere Gefährdung für das Halsmark besteht bei Bestrahlung von Tumoren des Oesophagus (SMITHERS, 1943). Daß trotz der häufigen Tumorbestrahlungen strahlenbedingte Sekundärschäden am ZNS selten sind (vgl. ZEMAN, 1949), liegt z.T. an der relativ hohen Strahlenresistenz dieser Gewebe.

Abgesehen von der äußeren Fernbestrahlung kann ein Tumor auch endogen über radioaktive Isotope bestrahlt werden. Diese Therapieform kommt hauptsächlich bei Schilddrüsentumoren zum Tragen. Auch sie kann zur Verstrahlung benachbarter gesunder Gewebe führen.

Strahleninduzierte Tumoren: Über Tumoren des Gehirns und seiner Hüllen, die im Zusammenhang mit Bestrahlungen nach jahrelangen Latenzzeiten entstanden sein sollen, wurde verschiedentlich berichtet. Im Vordergrund stehen *Meningeome* (BELLER et al., 1972; FEIRING, 1968; KYLE, 1963; MUNK et al., 1969), die in insgesamt 23 Fällen auf eine lange Jahre vorausgegangene Kopfbestrahlung zurückgeführt wurden. Fibrosarkome der harten Hirnhaut wurden insgesamt fünfmal beobachtet (MANN et al., 1953; NOETZLI et al., 1962; RUSSEL et al., 1963; SCHRANTZ et al., 1972; ZÜLCH, 1956, 1969). In einem von HUSTU et al. (1973) beobachteten Fall handelte es sich um ein Reticulumzellsarkom, während der Tumor bei einem fünfjährigen Kind nach Bestrahlung der Kopfhaut mit 2000 R noch einem Meningeom, allerdings mit mäßigen Zeichen einer malignen Entartung, entsprach (HORANYI, 1965). In fast allen Fällen waren die Anlässe zur Bestrahlung maligne Primärtumoren gewesen. THOMPSON et al. (1972) beobachteten ein mesenchymales Sarkom der Kieferhöhle 10 Jahre post radiationem bei einem Kind, das im Alter von 3 Monaten wegen eines Retinoblastoms bestrahlt worden war. Während bei den berichteten Meningeomen die Latenzzeit bis zur Manifestation im Mittel etwa 25 Jahre (12–45 Jahre) betrug, war sie bei den Sarkomen wesentlich kürzer: 7,4 Jahre im Durchschnitt (5–12 Jahre). Bei der Mitteilung von Einzelfällen mit derart langen Intervallen zwischen Radiatio und Tumorentwicklung ist ein letzter Zweifel hinsichtlich zufälliger Koinzidenzen nicht auszuräumen. Auch MUNK et al. (1969) und BELLER et al. (1972), die über 5 und 16 Beobachtungen verfügten, haben leider keine statistischen Vergleiche zu den spontanen Häufigkeiten gleichartiger Tumoren im entsprechenden Lebensalter angestellt. Im Fall eines Keilbeinmeningeoms von KYLE et al. (1963), das 24 Jahre nach einer Ventrikulographie mit Thoriumdioxyd aufgetreten war, konnten die Autoren das Isotop im Tumor selbst noch nachweisen, wodurch die Glaubhaftigkeit eines Zusammenhanges evident wird. Im Tierversuch wurden Sarkome der Hirnhäute und Meningeome nach Ganzkörperbestrahlung unter 1000 rad nicht beobachtet; statt dessen fanden Ross et al. (1959) unter 100 Ratten, die eine Dosis von 620 R erhalten hatten, in zwei Fällen 30 Tage p.irr. *maligne Tumoren des Gehirns*, die sie nicht näher definierten. In anderen Organen traten Tumoren wesentlich häufiger auf. HAYMAKER et al. (1972) beobachteten bei 3 von 10 Affen, die eine Ganzkörperbestrahlung von 600 und 800 rad 3–5 Jahre überlebt hatten, ein *Glioblastoma multiforme*, wobei diese Frequenz statistisch eindeutig höher lag als die des spontanen Auftretens solcher Tumoren bei Affen. Die von COPPENGER et al. (1965) erwähnten beiden metastasierenden Tumoren unter 25 mit 50 R täglich während der Embryonalzeit bestrahlten Ratten wurden leider nach Lokalisation und feingeweblichem Befund nicht klassifiziert. Der statistische Hinweis von HAYMAKER et al. (1972) und nicht zuletzt das häufigere Vorkommen von extrakraniellen Tumoren nach Bestrahlung von Retinoblastomen (JENSEN et al., 1971; SAGERMANN et al., 1969) und nach Thoriumdioxyd-Applikation (FABRIKANT et al., 1964) sprechen dafür, daß die Annahme eines Zusammenhanges für die oben geschilderten intrakraniellen Tumoren trotz der diskutierten Unsicherheiten ebenfalls gerechtfertigt ist. Auch unter den extrakraniellen Tumoren dominierten Sarkome, insbesondere Osteosarkome und embryonale Sarkome (vgl. BERG et al., 1958 und JENSEN et al., 1971). Für die intrakraniellen Tumoren durch Bestrahlung gelten sicher einmal Überlegungen hinsichtlich einer Entstehung auf dem Boden chronisch-entzündlicher Reaktionen und Vernarbungen. Immerhin gehören akute und chronisch-entzündliche Veränderungen der Meningen zu den häufigsten Frühfolgen einer Kopfbestrahlung (ARNOLD et al., 1954; DAVIDOFF et al., 1938). Andererseits müssen aber spezifische Strahleneffekte auf die Zelle, besonders bei den bösartigen Tumoren, bevorzugt in Rechnung gestellt werden. Die früher erörterten Schäden der DNS (s. S. 30) sind in diesem Zusammenhang von Bedeutung. Auf Grund ihrer Untersuchungen über den DNS-Repair kamen LIEBERMAN et al. (1973) zu der Schlußfolgerung, in einigen Systemen dem DNS-Repair eine wichtige oder gar die entscheidende Rolle in der neoplastischen Transformation gesunder Zellen zuzuschreiben. Die Frage, ob nach der Bestrahlung eines Zellsystems komplette Erholung, Erholung mit geänderter Funktion einschließlich neoplastischer Entartung oder Zelltod eintritt, hängt von der Art und dem Ausmaß des Verhältnisses zwischen Zerstörung und Repair der DNS ab. Wenn man weiter berücksichtigt, daß in den umfangreichen Versuchen von LIEBERMAN et al. (1973) Fibroblastenkerne und Endothelzellen der Gefäße, auch des Gehirns, speziell durch ihre matrix-unabhängige DNS-Synthese (Repair) eine besondere DNS-Schädigung anzeigten, so wird hieraus vielleicht die Bevorzugung mesenchymaler Tumoren der Schädelhöhle nach Bestrahlung verständlich. Die Körner- und Purkinje-Zellen des Kleinhirns zeigten z.B. keinen DNS-Repair.

g) Zusammenfassung der erörterten Grundlagen

Ionisierende Strahlen sind zum Teil Wellen-, zum Teil Korpuskularstrahlen. Sie unterscheiden sich hinsichtlich ihrer Wirkung auf biologische Systeme von anderen Strahlenarten, wie denen des sichtbaren Lichtes, der UV-Strahlung oder der Radiofrequenzwellen, durch die Fähigkeit, in Gasen, Flüssigkeiten und Festkörpern Ionisationsvorgänge auslösen zu können. D.h., sie treten beim Durchgang durch Materie in eine Wechselwirkung mit dieser, mit dem Ergebnis der Freisetzung von Elektronen aus der Atomschale oder dem Kern. Gleichzeitig vermögen sie, wie die anderen Strahlenarten, allerdings in größerem Umfange, chemische Wirkung zu entfalten.

Die Energieübertragung, die grundsätzlich als Photoeffekt, Compton-Effekt oder in Form der Paarbildung nach DIRAC erfolgen kann, vollzieht sich durch Quantensprünge, die zufällige (sogenannte »diskrete« oder »unstete«) Ereignisse darstellen und in einzelnen Elementarakten erfolgen, d.h. durch stufenweisen Wechsel der Energie von den energietragenden Photonen oder Elementarteilchen der Strahlung auf die Atome des durchstrahlten Objektes, wobei nie mehrere Stufen übersprungen werden können. Aus diesen Gründen gehorcht die Energieübertragung und damit die Strahlenwirkung stochastischen (wahrscheinlichkeitstheoretischen) Gesetzmäßigkeiten. Die Treffertheorie versucht auf dieser Basis, die Strahlenwirkung mathematisch voraussagbar zu fassen, wobei allerdings bis heute keine allgemeingültige, vor allem auch die stoffwechselbedingte Variabilität komplexer Organismen berücksichtigende Formel entwickelt werden konnte. Der Trefferbereich für die Energiequanten einer Strahlung läßt sich auf den geometrischen Querschnitt eines Objektes zurückführen, der als Wirkungsquerschnitt bezeichnet wird. Bevorzugte Trefferbereiche sind daher hochmolekulare Stoffe.

Die Wirkung einer ionisierenden Strahlung auf biologische Organismen gliedert sich in vier Phasen: Eine *physikalische Phase*, in welcher die Energieabsorption im Biomolekül stattfindet, eine *physiko-chemische Phase*, in welcher angeregte und ionisierte Moleküle entstehen, die in der *chemischen Phase* Sekundärreaktionen untereinander und mit weiteren Biomolekülen eingehen und damit zu eingreifenden Veränderungen in der Organisation hochspezialisierter biologischer Strukturen führen. In der letzten, der *biologischen Phase* wirken sich diese Schäden in zunehmendem Maße über Stoffwechselabläufe bis zum Tod des Organismus, bleibenden Intervallär- oder »Spätschäden« oder in Form einer vorzeitigen Alterung aus.

Während die drei ersten Phasen in Größenordnungen von milliardenstel und millionstel Sekunden ablaufen, kann sich die biologische Phase über Jahre erstrecken. Das von PLATZMAN entwickelte Vierphasenschema besitzt zentrale Bedeutung für das Verständnis der später zu erörternden Intervallärschäden des ZNS nach Bestrahlung.

Die vornehmlichsten Trefferbereiche für ionisierende Strahlen im tierischen Organismus sind wegen ihres hohen Molekulargewichtes *Kernsäuren, Enzyme* und *Strukturproteine,* die degradiert und/oder denaturiert werden.

Aktivitätsänderungen von Enzymen, entweder unmittelbar durch die Strahlenwirkung oder mittelbar über diencephale Regulationsmechanismen, kommt für die Veränderungen oder Störungen allgemeiner Stoffwechselabläufe im tierischen Organismus eine besondere Bedeutung zu.

Auf indirektem Wege, durch Radiolyse des Wassers, können ionisierende Strahlen gleichartige schädigende Wirkungen erzielen, wie durch direkte Energieabsorption im Biomolekül selbst. Bei der Radiolyse des Wassers entstehende diffusible Radikale und reaktionsfähige Sekundärverbindungen (z.B. H_2O_2) vermögen eingreifende Schäden im Molekulargefüge der Zelle zu setzen, ohne daß die Biomoleküle selbst von Energiequanten der Strahlung getroffen worden wären.

Da tierische Organismen wasserreichen kolloidalen Systemen vergleichbar sind, spielt bei ihnen die Radiolyse des Wassers für die Entstehung von Strahlenschädens eine besondere Rolle. Die vornehmlichen Zielobjekte der freien Radikale oder Sekundärverbindungen sind dabei, neben Kernsäuren und Enzymen, die Biomembranen, an denen sie direkte Schäden mit Beeinträchtigung der Membranfunktion, die zu schweren Störungen des Elektrolytmilieus im Inneren und außerhalb der Zelle führen, setzen.

Im folgenden muß der Membranschädigung, vor allem im Hinblick auf die Markscheiden, eine besondere Beachtung bei der Interpretation der Strahlenfolgen geschenkt werden.

III. Akute Schäden des ZNS beim Erwachsenen durch ionisierende Strahlen

A) Schäden des Gehirns

Die Schäden, die eine ionisierende Strahlung am reifen Gehirn von Tier und Mensch hervorruft, muß man formal unterteilen in 1. *primäre* Schäden durch direkte oder indirekte Strahleneinwirkung (s. S. 26 und Abb. 2) im molekularen und atomaren Bereiche, die sich sofort oder im weiteren Verlauf manifestieren können; 2. *sekundäre* Schäden, die einmal durch veränderte Reaktionen des Organismus als allgemeine Antwort auf den entstandenen Schaden anzusehen sind, wobei die Art der schadenauslösenden Noxe und der Schadensentstehung keine spezifische Rolle spielen (Kompensationsmaßnahmen, Resorptions-, Reparations- und Restitutionsprozesse, allgemeine Kreislaufreaktionen, sekundäre Permeabilitätsstörungen der Gefäße, Thrombosen, Thrombocytopenien und deren Folgen, Verbrennungsfolgen etc.); zum anderen fallen hierunter Folgeschäden eines primär strahlenbedingten Schadens, so z. B. die Auswirkungen lokaler Kreislaufstörungen nach strahleninduzierter Gefäßveränderung.

Aus der Sicht der molekularen Strahlenbiologie stellt der an einem komplexen tierischen Organismus manifeste Strahlenschaden einen *Bilanzeffekt* aus allen Primär- und Sekundärschäden einschließlich der reparatorischen, regeneratorischen und kompensatorischen Leistungen des Organismus dar (vgl. DERTINGER et al., 1969), so daß es im Einzelfalle nur schwer möglich sein wird, primäre und sekundäre Auswirkungen einer Strahlenabsorption vom morphologischen Äußerungsbild her zu trennen. Dies und viele Unklarheiten in bezug auf die Abläufe im molekularen Bereiche nach Einwirkung einer ionisierenden Strahlung sind für die über zwei Generationen geführten und bis heute nicht beendeten Kontroversen um die Deutung der Folgen ionisierender Strahlen am ZNS verantwortlich. Auch die nachfolgende Befundgliederung kann daher die oben getroffene formale Einteilung nicht immer konsequent beibehalten, vor allem bei den Spätschäden, bei denen sich nach langem Intervall primäre und sekundäre Störungen oft untrennbar überlagern. Die wichtigsten analytischen Erkenntnisse stammen auch für die zu besprechenden Schäden aus den zahlreichen Tierversuchen, die bei vorsichtiger Übertragung auf den Menschen in wesentlichen Punkten eine Klärung der dort erhobenen Befunde bringen.

1. Strahlentod, Strahlenblitztod, akute Strahlennekrose

Setzt man tierische Organismen einer *Ganzkörperbestrahlung* von mehr als 10000 rad aus, so tritt innerhalb von Stunden der Tod (Strahlentod) unter den Zeichen des zentralen Versagens ein (KREBS, 1968; TSUYA, 1970; u.a.). Schon ab etwa 1000 rad dominieren die Schäden des zentralen Nervensystems (vgl. KRABBENHOFT, 1955; SOROKINA, 1959; u.a.), über 5000 rad werden sie für den letalen Ausgang bestimmend. Mit 12000 rad und mehr bestrahlte Kaninchen zeigten präfinal Übererregbarkeit, Krämpfe, Haltungsanomalien, Hyperkinesen und Torsionsdyskinesien als Ausdruck der schweren zentral-nervösen Schädigung (KREBS, 1968); Ratten boten zudem als Symptome Apathie, Ataxie, Reflexstörungen und Desorientiertheit (CHAPUT et al., 1970, 1973; THORP et al., 1971). Die Symptome waren gekoppelt mit einem Anstieg des inhibitorischen Neurotransmitters Gamma-Aminobutrylsäure (GABA).

Erhöht man die Strahlendosis auf Werte von einigen 10^5 rad und darüber, so tritt ein Blitztod (Strahlenblitztod) ein (KREBS, 1968). Die Schädigung der Zellen auf molekularer Ebene ist dann so stark, daß ein schlagartiger Funktionsverlust resultiert und organismische Gegenregulationen nicht mehr möglich sind. Eine Selektivität der Schädigung (siehe unten) tritt nicht auf; alles organische Material wird schlagartig zerstrahlt.

Wenn auch durch moderne Untersuchungen die frühere Auffassung, das zentralnervöse Parenchym sei hochgradig strahlenrefraktär (COTTIER, 1961; SCHOLZ, 1934; u.a.), erhebliche Einschränkungen erfahren hat, so wird doch, im Vergleich zu anderen Organen und Geweben (z.B. dem reticulo-endothelialen System), bei Ganzkörperbestrahlung das ZNS erst wesentlich später und bei höheren Expositionen betroffen. Dies liegt nicht nur an einer primär geringeren Strahlenempfindlichkeit der Hirnzellen, sondern auch an den guten Reparations- und Neutralisationsfähigkeiten des Gewebes in bezug auf die direkten Strahlenschäden. Zu erwähnen ist hier besonders der hohe Gehalt an Glutaminsäure und Katalasen (vgl. auch MÜLLER, s. bei STENDER, 1968), die eine Neutralisation der gefährlichen, bei der Radiolyse des Wassers entstehenden Peroxyde vornehmen können. Die Transformation der Glutaminsäure nach Bestrahlung wurde von JOVANOVIĆ et al. (1967) an Mäusegehirnen mit Hilfe radioaktiver Markierung verfolgt.

ARNOLD et al. (1954b) haben in systematischen lokalen Bestrahlungsversuchen an Anthropoiden mit harten Röntgenstrahlen von 23 MeV aus einem Betatron die Reaktion des Hirngewebes bis hinunter zu Dosen von 900 rad untersucht (s. Tabelle 3). Über 7000 rad fand sich keine Selektivität des Hirngewebes bezüglich der Strahlenschäden; graue und weiße Substanzen waren gleichermaßen schwer geschädigt und zeigten eine *akute Strahlennekrose*, die nach bifrontaler Durchstrahlung, auf den Strahlengang beschränkt, den Folgen einer fronto-basalen Lobotomie glichen. Zwischen 5000–7000 rad traten akute Schäden auf (s. unten), mit partiellen Nekrosen; die Schäden waren zum Teil

Tabelle 3. Veränderungen des Zentralnervensystems bezogen auf Einzelgewebsdosen von 23 MeV-Röntgenstrahlen. (Nach ARNOLD et al., 1954b)

Dosis 1. 23 MeV-Strahlen 2. 250 kV-Strahlen[a]	Akute Effekte 1 Tag – 4 Wochen	Intermediäre Effekte 1–4 Monate	Späte Effekte 5 Monate und länger
7000–14000 rad 4200– 8400 rad	Akute Nekrose " "		
5000– 7000 rad 3000– 4200 rad	Akute Entzündung Hämorrhagien Partialnekrosen Ödem	Partielle Restitution	Intervalläre Strahlennekrose
3000– 5000 rad 1800– 3000 rad	Akute Entzündung Hämorrhagien Ödem	Vollständige Erholung	Intervalläre[b] Strahlennekrose
4500– 3000 rad 900– 1800 rad	Akute Entzündung	Vollständige Erholung	Intervalläre[b] Strahlennekrose

[a] Unter Berücksichtigung der biologischen Effektivität umgerechnet.
[b] Selektivität für Myelin.

reversibel. 6–8 Monate später auftretende akute neurologische Symptome als Folge massiver Veränderungen des Markes zeigten für diesen Dosisbereich bereits eine selektive Sensibilität des Markes an, die sich bei niedrigeren Dosen durch Minderung der akuten Ausfälle und im verlängerten Intervall auftretende Markschäden andeutete. Auch die Spätnekrosen waren auf das Bestrahlungsfeld begrenzt. In den niedrigsten Dosisbereichen trat die selektive Schädigung des Markes (Myelins) durch Fehlen primärer Nervenzellschäden der grauen Substanz am deutlichsten hervor. FRANKE et al. (1965a) konnten erst ab 3000 rad Kopfbestrahlung vereinzelte Nekrosen von Gliazellen nachweisen.

2. Frühveränderungen

Bestrahlungsversuche mit konventionellen Strahlenarten wurden an einer größeren Anzahl verschiedener Tierspecies durchgeführt (Amphibien, Mäusen, Ratten, Katzen, Hunden, Meerschweinchen, Affen). Dabei fanden sich Artunterschiede in bezug auf die Radiosensibilität des Gehirns; so waren die akuten Erscheinungen nach niedrigen Bestrahlungsdosen beispielsweise bei Affen (CÉRVOS-NAVARRO, 1967) geringer als bei anderen Species; dennoch sind die gefundenen Schäden qualitativ bei allen untersuchten Tieren gleich, auch in ihrer Dosisabhängigkeit; Unterschiede sind lediglich quantitativer Natur.

Nach hohen Dosen über 10000 R treten in jedem Falle akute Gewebsnekrosen mit Blutungen in allen bestrahlten Gehirnabschnitten auf; KOZIK (1972) beobachtete jedoch auch nach 40000 R Einzeldosis auf das Rattengehirn 16–18 Std p.irr. bei schwerster allgemeiner Schädigung regionale Unterschiede im Schadensausmaß. Dies drückte sich besonders auch im Verhalten der Enzyme aus. Einige Dehydrogenasen waren durch starke generalisierte Aktivitätsverluste ausgezeichnet, während die Glucose-6-Phosphat-Dehydrogenase in Groß- und Kleinhirn eine starke Aktivitätszunahme, mitunter auch in Nervenzellen, die sonst keine derartigen Enzymaktivitäten besaßen, erfuhr; ausgenommen waren die Körnerzellen des Kleinhirns. Die Nervenzellen aller Hirnregionen boten die Zeichen der akuten Schwellung, der schweren Zellerkrankung und der Schrumpfung. In den Versuchen von ARNOLD et al. (1957) waren die niederen Dosisbereiche von 7000–5000 R und darunter in der Frühphase von akuten, reaktiv-entzündlichen Infiltrationen, Hirnödem, Hämorrhagien und Myelinschäden geprägt. Schwere klinische Erscheinungen wie Tetraplegie und Hyperreflexie, generalisierte Krampfanfälle und Bewußtseinstrübungen waren den morphologischen Schäden korreliert. Sie klangen jedoch nach einem Maximum am 3. und 4. Tag p.irr. bis zur Normalisierung im Verlaufe von Wochen ab. In der Übertragung auf den Menschen glaubten ARNOLD et al. (1957), daß das *akute Strahlensyndrom* (vgl. S. 44) einmal durch die akute entzündliche Reaktion mit Hirnödem und zum anderen durch die Ausbreitung der entzündlichen Reaktion über das Bestrahlungsgebiet hinaus im Sinne einer akuten perifokalen *Meningoencephalitis* zustande käme, eine Anschauung, die von anderen Autoren geteilt wurde. DAVIDOFF et al. (1938) beschrieben Hirn-Meninx-Adhäsionen als Narbenzustände nach Kopfhautbestrahlung im Gefolge der lokalen serösen Meningoencephalitis. In den operativ nachbehandelten Fällen BOELLAARDS et al. (1962) spielten diese ebenfalls eine Rolle. Ferner erwähnen SCHOLZ (1934), WACHOWSKI et al. (1945) u.a. chronische Meningitien nach Kopfbestrahlung.

Die Befunde von ARNOLD et al. (1957) wurden in zahlreichen Untersuchungen bestätigt und in Entstehung, Ausmaß und Ablauf detaillierter herausgearbeitet.

a) Gefäße

Blutungen aus Gefäßrupturen im Bestrahlungsfeld treten erst oberhalb von 1000 R auf (LIERSE et al., 1965, 1967). Die von COTTIER (1961) schon nach 600 R Ganzkörperbestrahlung bei Mäusen gefundenen Hirn- und Meningealblutungen waren sekundärer Natur und auf Thrombocytopenie und Sepsis zurückzuführen.

Im Vordergrund der Strahlenschädigung in niederen und mittleren Dosisbereichen (100–5000 R) stehen die Veränderungen an den Capillaren und kleinen Gefäßen mit Störungen der Blut-Hirn-Schranke (CLEMENTE et al., 1954; SCHETTLER et al., 1970; TANABE, 1969). Die Veränderungen der Blutgefäße und des Kreislaufs nach Bestrahlung wurden von REINHOLD et al. (1974) in monographischer Form zusammenfassend dargestellt. Die Schädigung der

Gefäße äußert sich zuerst in der Ausbildung eines Hirnödems und zellulärer Diapedesen im Sinne entzündlicher Infiltrate innerhalb weniger Stunden nach der Bestrahlung. Als Folge der Ödembildung sinkt das spezifische Gewicht des Gehirns ab (LEITH et al., 1972).

Geschwindigkeit und Massivität der Ausbildung dieser akuten Erscheinungen hängen von der Höhe der Strahlendosis ab. Früheste Erscheinung als Ausdruck einer Gefäßschädigung war in verschiedenen Untersuchungen eine verstärkte Pinocytoseaktivität und Cytopempsis der Capillarendothelien (FRANKE et al., 1965a, b, 1967; LIERSE et al., 1967; CÉRVOS-NAVARRO, 1964, 1967; YAMANO, 1969; VOITKEVICH et al., 1968). Als Minimaldosis für eine Steigerung der Pinocytose an den Endothelien fanden LIERSE et al. (1967) beim Meerschweinchen 100 R. Die Zunahme der Pinocytose ging der Schwellung der Astrocytenfüße um einige Zeit voraus; eine Stunde p.irr. mit 100 R Strahlendosis zeigten diese noch keine Veränderungen. Mit Zunahme der Pinocytose im Endothel im weiteren Verlauf trat eine Erweiterung des endoplasmatischen Reticulums in den Pericyten der Gefäße auf. Nach einer Dosis von 500 R verliefen die geschilderten Vorgänge bereits wesentlich beschleunigt und nach 9 Tagen fand sich eine Schwellung der pericapillären Astrocytenfortsätze. Nach 1000 R trat der Hydrops der Astrocytenfüße schon nach einer Stunde p.irr. ein. Bei weiterer Erhöhung der Dosis auf 2000–4000 R stellten sich gleichzeitig Blutungen (vgl. auch SCHOLZ, 1934) und eine markante Schwellung der Endothelkerne ein. Nach 500 R Strahlendosis waren solche Veränderungen erst 6 Monate p.irr. nachzuweisen gewesen. LIERSE et al. (1967) stellten weiter fest, daß vor einer Ruptur der Capillaren die Membran der pericapillären Astrocytenfortsätze birst und es in dem sich entwickelnden großen Extracellulärraum zu Ansammlungen geschädigter Zellorganellen wie Golgi-Strukturen, Vesikeln des endoplasmatischen Reticulum und geschwollenen Mitochondrien kommt. Bei der Capillarruptur rissen nur die Endothelverbindungen, während die Zellen selbst intakt blieben. Diese Befunde stimmen mit denen von VOITKEVICH (1968) und CAZZULLO et al. (1967) überein. Die letztgenannten Autoren fanden eine ödematöse Frühveränderung ebenfalls nur ab 900–1000 R aufwärts. Sie konnten drei Formen der Ödemausbreitung in den Gehirnen der bestrahlten Kaninchen abgrenzen: a) ein perivasculäres Ödem mit Infiltration des umgebenden Parenchyms und c) ein perivasculäres Ödem mit einzelnen Ödemherden in der Gefäßumgebung. Die Myelinscheiden waren auch bei diffuser Infiltration (b) nach 1–6 Std p.irr. noch nicht geschädigt. Nach 2700 R Kopfbestrahlung trat bei Affen (CÉRVOS-NAVARRO, 1967, 1969a, b, 1970) das Ödem innerhalb von 6 Std p.irr. auf und führte zu einer Zunahme des freien Wassergehaltes des Gehirns um 5%. Während der ersten 30 Std p.irr. nahm die Weite des Extracellulärraumes in regional unterschiedlichem Ausmaß mit Anstieg des Wassergehaltes zu. Nach 48 Std erreichte sie ihr Maximum. Nach 6 Tagen fand eine Rückbildung des Ödems statt, die in erster Linie auf eine funktionelle Leistung des Capillarendothels zurückzuführen war. Die Entwicklung des Ödems im Capillarbereich ging mit einer Trennung der vasculären und glialen Basalmembran einher. VOITKEVICH et al. (1968) beobachteten auch eine Aufsplitterung der Basalmembranen. Erst nach 30 Tagen trat eine intracelluläre Verlagerung der Flüssigkeit mit Zellschwellung und Erweiterung des ER in Gliazellen, geringer auch in Nervenzellen ein.

Vor einer Ödembildung nach Bestrahlung mit 1000–5000 R nahm der Gehalt des Gewebes an *gebundenem* Wasser unmittelbar nach der Bestrahlung zunächst ab und zeigte auch innerhalb von 72 Std keine Rückkehr zur Norm. SUZUKI (1972) sah hierin einen Ausdruck physiko-chemischer Strahlenwirkung im Sinne der Radiolyse. In den Bestrahlungsversuchen von PITCOCK (1962) zeigte sich bei Ratten 6 Std nach 15000 R Ganzkörperbestrahlung die erste Schwellung der Astrocytenfüße, die nach 48 Std von einer Schwellung des gesamten Astrocyten gefolgt war. Applizierte man radioaktives Blei

(^{210}Pb) (THOMAS et al., 1972) intraperitoneal, so reicherte sich dieses zunächst in den Gefäßendothelien, erst später in den Astrocytenfüßen an. Erst 72 Std post injectionem hatte die intraendotheliale Bleiablagerung ein Ödem zur Folge.

MIQUEL et al. (1967) erzeugten mit Hilfe von α-Strahlen, die mit einer Dosisleistung von 24000 rad/min appliziert wurden, lokale Nekrosen im Großhirncortex mit zunächst perifokalem Ödem, das später auf das Marklager übergriff und zu einer Schwellung der gesamten bestrahlten Hemisphäre führte. Eine erhöhte Gefäßpermeabilität für vor der Radiatio verabreichte Tracer-Substanzen war jedoch stets nur im Bereich des Bestrahlungsfeldes gegeben.

Die Störungen der Blut-Hirn-Schranke durch ionisierende Strahlen konnten auch neurophysiologisch durch Studien der cerebralen Durchblutung erfaßt werden. KEYEUX (1974) glaubte für die Änderungen der Gefäßpermeabilität und der Blut-Hirn-Schranke strahlenbedingte Störungen der Transportmechanismen mit Beeinträchtigung des Elektrolyt- und Wasserhaushaltes verantwortlich machen zu können. Die Untersuchungen anderer Autoren (SUTHERLAND et al., 1968; vgl. auch STREFFER, 1969) sprechen jedoch gegen eine solche Annahme. Vielmehr sind es offenbar, wie bereits erörtert, die Reaktionen freier Radikale aus der Radiolyse des Wassers mit Sulfhydrilgruppen der Zellmembranen (Abb. 3) und gebildete Lipidperoxyde, die wiederum SH-Gruppen aufoxydieren können und somit als Radiotoxine wirken (STREFFER, 1965; WALLACH, 1972), die den Membranschaden hervorrufen.

SREBRO et al. (1972b) konnten in periventriculären Gliazellen »dense bodies« mit zahlreichen Thiolgruppen nachweisen, die eine starke Peroxydasereaktion zeigten. Es handelte sich nach Meinung der Autoren um abgefangene Radiotoxine des organischen Peroxydtyps. Schon 7 Tage p. irr. mit 3000–4000 R fand sich paraventriculär auch eine Zunahme an Zellen mit cysteinreichen Peroxysomen (SREBRO, 1970, 1971; SREBRO et al., 1972a), worin man eine Reaktion auf den reichlichen Anfall organischer Peroxyde sehen kann (vgl. auch TANASE et al., 1970, 1971). Auf die Schutzfunktion des Cysteins wurde bereits an anderer Stelle eingegangen (s. S. 32).

Die Reaktion der Blut-Liquor-Schranke auf ionisierende Strahlen untersuchte WENDE (1967). Er fand, daß schon ab 800 R eine Störung dieser Schranke eintritt, die sich bei 1500 R erheblich steigerte. Am Rückenmark genügten schon 400 R zur Erzielung eines Effektes. Röntgenstrahlen und ^{60}Co-Gamma-Strahlen verhielten sich hinsichtlich der Effektivität gleich.

Nach Tumorbestrahlungen bei Kindern bis zu 2400 R fand HARMS (1974) Zeichen eines vermehrten Albumin- und Globulinübertritts in den Liquor; cytologische Zeichen einer meningealen Infiltration waren dabei nie nachzuweisen. Die Veränderungen des Eiweißgehaltes erwiesen sich allerdings nicht als signifikant gegenüber Kontrollgruppen, so daß die Autoren letztlich in Frage stellen, ob eine Kopfbestrahlung die Proteinzusammensetzung des Liquors überhaupt verändern kann.

GROMAKOVSKAIA (1967) fand schon nach minimalen Röntgendosen von 25 R eine Veränderung der Sensibilität der Blut-Hirn-Schranke gegenüber Histamin und Acetylcholin, wobei nervale Steuerungsmechanismen eine Rolle spielten.

Die *klinische Frühreaktion* auf eine Bestrahlung, das akute Strahlensyndrom (Strahlenkrankheit), ist im wesentlichen Folge des Hirnödems, wie bereits von ARNOLD et al. (1957) anhand ihrer Experimente vermutet (vgl. S. 41). Das Strahlensyndrom besteht in den Auswirkungen einer ödembedingten intrakraniellen Drucksteigerung mit Kopfschmerzen, Schwindel, Erbrechen; evtl. focalen Krampfanfällen und Einklemmungserscheinungen (vgl. VAN BOGAERT et al., 1948; u.a.).

Im zeitlichen Intervall von mehreren Tagen bis Monaten nach einer Bestrahlung können sich als Ausdruck der Gefäßschädigung Teleangiektasien der kleineren Gefäße, hauptsächlich in der weißen Substanz, herausbilden (HARIRI et al., 1972; HASSLER, 1970).

b) Glia und nervöses Parenchym

Veränderungen der Glia und des nervösen Parenchyms als direkte Strahlenfolgen stehen hinter den beschriebenen Gefäßstörungen und deren Auswirkungen in der Frühphase nach Radiatio zurück. Morphologisch finden sie sich nach Röntgenbestrahlung in ausgeprägtester Form in höheren Dosisbereichen ab 1000 R. Mit steigender Strahlendosis verkürzt sich die Zeit ihres Auftretens (FRANKE et al., 1965b); nach niederen Dosen unter 1000 R traten sie erst in längeren Zeitabständen zur Radiatio und in quantitativ geringem Ausmaße ein (SOROKINA, 1959; VASCULESCU et al., 1969, 1970, 1973).

Die stärksten Gliaschäden beobachteten ARNOLD et al. (1954c) nach Einzeldosen zwischen 3000 und 5000 r harter Röntgenstrahlen. Die Nervenzellen waren wesentlich resistenter. BROWNSON et al. (1963) fanden erste diskrete Oligodendrogliaveränderungen aber bereits nach 150 r, was die große Spielbreite der Schädigungsbereitschaft zeigt. Nach Hochenergiebestrahlung mit 120 und 660 MeV Protonen und schnellen Neutronen fanden sich massive Glia- und Ependymzellzerstörungen schon nach 6–8 Std p.irr. (GAIDAMAKIN, 1970). In allen Versuchen erwies sich die Glia, vor allem die Oligodendroglia, gefolgt von der Astroglia (HAGER et al., 1968), als strahlenempfindlicher denn die Nervenzellen, an denen bleibende Schäden, z.B. in Versuchen von TÖNNIS et al. (1959), erst bei 20000 rad γ-Strahlen auftraten. In Abhängigkeit von der Schädigungsbereitschaft der Oligodendroglia darf zu einem Teil auch die Strahlenanfälligkeit des Myelins gesehen werden, obgleich in der Frühphase sicher auch direkte Strahlenschäden des Myelins mit Demyelinisierung von Nervenfasern im Mark angenommen werden müssen, da die Strahlensensibilität der Markscheiden größer als die der Oligodendroglia ist (BIBIKOVA, 1959). Dies wird verständlich, wenn man berücksichtigt, daß die Markscheiden Protein-Lipoid-Strukturen sind (Abb. 4) (ADAMS et al., 1965; NORTON, 1972; DEBUCH, 1975; KIES, 1975; u.a.), die von reichlich extrazellulärer Flüssigkeit umspült werden. Besonders infolge ihrer großen Oberfläche dürften sie daher verstärkt dem Angriff freier Wasserradikale und sekundärer Reaktionsprodukte aus der

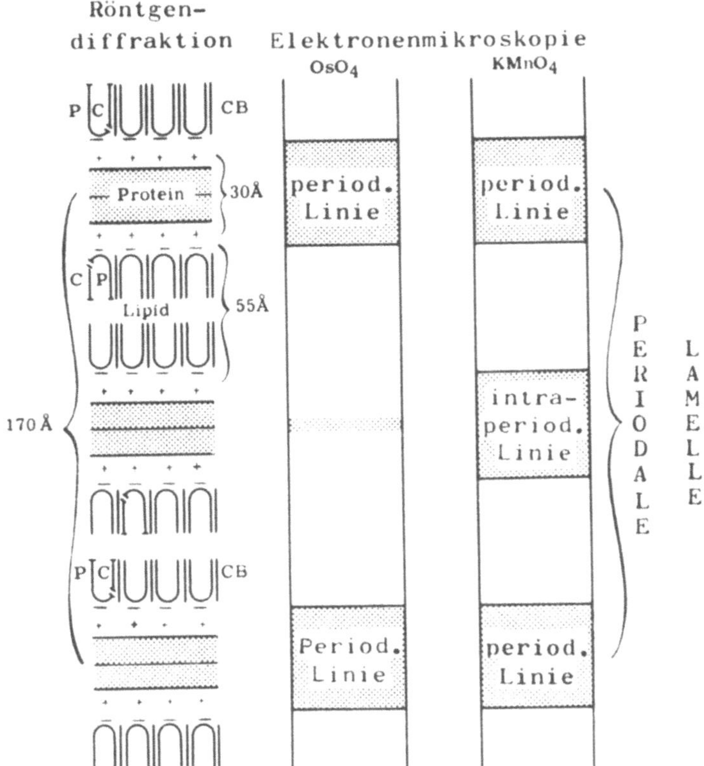

Abb. 4. Schematischer Aufbau der Myelinscheide nach Ergebnissen mit Hilfe der Röntgenbeugung und aus elektronenoptischen Untersuchungen. Die Lipidmembranen sind durch oberflächliche Proteinmembranen gegeneinander abgeschirmt. (Aus ADAMS and DAVISON, 1965)

Radiolyse des Wassers (Lipidperoxydation!) ausgesetzt sein. FRANKE et al. (1967) und LIERSE (1972) beschreiben Markscheidenveränderungen in der Frühphase als Folge einer Ödemschädigung, die mit einer Separierung der Marklamellen von der sogenannten äußeren Lippe der Markscheide und von den SCHMIDT-LANTERMANNschen Einkerbungen aus in der intraperiodalen Linie einhergeht. Nach LIERSE (1972) sind auch mononucleäre Elemente aktiv am Markscheidenabbau nach Bestrahlung beteiligt (Abb. 5). Schrumpfung von Markscheiden als Bestrahlungsfolge ist dagegen eine seltenere Schädigungsform.

FRANKE et al. (1967) beobachteten nach 750–1000 R konventioneller Strahlen eine Verdichtung des Cytoplasmas markbildender *Oligodendrogliazellen*, welche sie ebenfalls für den Ausgangspunkt einer Zellschädigung mit der Folge einer Separierung und Zerstörung von Markscheiden ansahen.

Massive Veränderungen der Glia, teils progressiver, teils regressiver Natur, beobachteten CAVENESS, CARSTEN, RUIZIN und SCHADÉ (1968) und RUIZIN et al. (1968a) bei

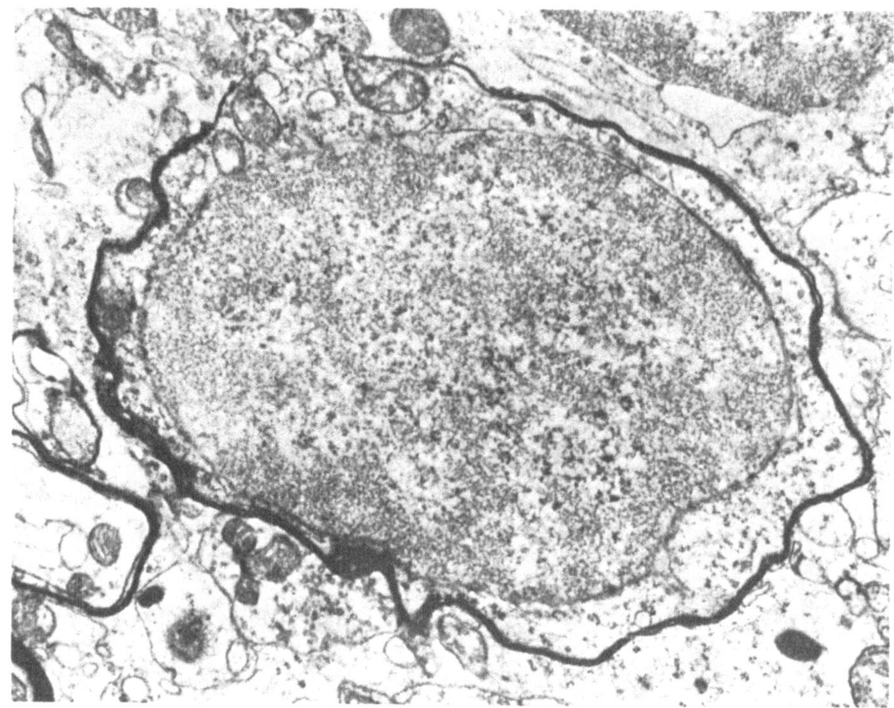

Abb. 5. Mononucleäre Zelle beim Schälvorgang der Demyelinisierung während der Latenzphase. 750 R konventionelle Röntgenstrahlen, 6 Mon. p. irrad., Meerschweinchen, Kleinhirn, OSO_4, Bleioxyd, × 21000. (Originalaufnahme und Untertitel Prof. Dr. W. LIERSE)

Langzeituntersuchungen an bestrahlten Affen. Progressive Astrogliareaktionen traten vorwiegend in der Randzone von Strahlennekrosen 4 Tage nach focaler Schädigung des Cortex mit energiereichen α-Strahlen in Form einer Vermehrung fibrillärer Astrocyten auf (MIQUEL et al., 1967). In den regressiv veränderten Gliazellen sah man submikroskopisch vermehrt polymorphe Lysosomen mit starker Variation der lysosomalen Matrix. Zahlreiche Mitochondrien zeichneten sich durch abnormes elektronendichtes Material aus und häufig fand sich eine Erweiterung der Zisternen des Ergastoplasmas.

In den Untersuchungen von BRIZZEE (1973) über die Alterung von Glia- und Nervenzellen nach minimaler Dauerbestrahlung an erwachsenen Ratten stellten sich nur geringfügige Änderungen der Neuronendichte in bestimmten Abschnitten des Cortex ein; in Astrocytenfortsätzen fanden sich elektronenmikroskopisch vermehrte Glykogengranula.

An *Gliazellen* und *Nervenzellen* reichen die beschriebenen Veränderungen von solchen leichteren Grades wie Schwellung, Chromatolyse, Verklumpung der Neurofibrillen und der Nisslsubstanz, Kernschwellungen und Kernwandhyperchromatosen über Zell- und Kernschrumpfungen oder -vakuolisierungen bis zur Cytoplasmazerstörung mit Karyolyse oder Karyorhexis im Sinne einer homogenisierenden Zellerkrankung (FRANKE et al., 1965a, b, 1967; GEREBITZOFF et al., 1949; HAGER et al., 1968; HARIRI et al., 1972; HICKS et al., 1952; KOZEK,

1969a, b; LIERSE, 1972; LIERSE et al., 1965, 1967; MIQUEL et al., 1967; PRUSZOWSKI et al., 1968; SAMORAJSKI et al., 1964, 1970; SOROKINA, 1959). SCHOLZ, DUCHO u.a. (1959) beschrieben in Bestrahlungsversuchen an Hunden eine eigenartige Veränderung an Vorderhornneuronen des Rückenmarkes, die sie als »Skeletierung« der Nissl-Substanz bezeichneten und die man als Ausdruck einer langsam verlaufenden, primär durch den Strahleninsult hervorgerufenen Störung des Nucleoproteidstoffwechsels ansehen kann (vgl. DIHLMANN, 1960). Reversible Störungen der Proteinsynthese fanden OLKOWSKI (1971) und OLKOWSKI et al. (1972) schon nach 600 R Ganzkörperbestrahlung.

In den Versuchen von VASCULESCU et al. (1969, 1970, 1973) waren die schon nach 50 R aufgetretenen geringfügigen Nervenzellreizungen voll reversibel, wobei sich ein biphasischer Verlauf der Schädigungszeichen bei längerer Beobachtungsdauer erwies: Eine Woche nach der Exposition fanden die Untersucher akute Nervenzellschwellungen bei intaktem Kern, der bei mittelgradiger Chromatolyse des Cytoplasmas auch exzentrisch liegen konnte. 6 Wochen p.irr. traten diese Veränderungen erneut auf, um nach 22 Wochen vollständig wieder abzuklingen. Mit den Phasen der akuten Zellschwellung war eine passagere Abnahme der cytoplasmatischen RNS bei erhaltener Kern-RNS verknüpft. Die Autoren weisen ausdrücklich darauf hin, daß die Zellveränderungen nicht mit zirkulatorischen Störungen oder Gefäßveränderungen in Beziehung gebracht werden konnten; sie waren offenbar eine unmittelbare Strahlenfolge.

Mit höheren Strahlendosen, über 10000 R, konnten verschiedene Untersucher irreversible degenerative *Nervenzellschäden* und erhebliche Störungen der Nervenzellschichtung im Großhirncortex hervorrufen. Während trotz der Nervenzellschwellung die Synapsen zunächst intakt blieben (SAMORAJSKI et al., 1970), fanden sich in den Synapsen stärker geschädigter Nervenzellen eindrucksvolle submikroskopische Veränderungen in Form einer verstärkten Variation der Größe, Gestalt, Verteilung und Osmophilie der synaptischen Vesikeln, die auch Zerreißungen aufweisen konnten (CAVENESS, CARSTENS, RŮIZIN und SCHADÉ, 1968; RŮIZIN et al., 1968a). Erste ultrastrukturelle Veränderungen der synaptischen Vesikeln traten nach 350 R Röntgenbestrahlung 72 Std p.irr. auf (RŮIZIN et al., 1968b). Im Nervenzellkörper selbst bildeten Schäden submikroskopischer Strukturen wie Zell- und Kernmembranen, endoplasmatisches Reticulum, Golgi-Komplex und Mitochondrien die Basis und Vorläufer der lichtmikroskopischen Veränderungen. COHAN et al. (1973) beobachteten allerdings nur eine vergleichsweise geringe Abnahme der mitochondrialen Atmung nach Bestrahlung des Gehirns in bestimmten Dosisbereichen, die im scharfen Gegensatz zur ausgiebigen Störung der Mitochondrienfunktion anderer Organe steht. Die Autoren schließen daraus auf eine relative Radioresistenz der Membranen der Hirnmitochondrien durch eine geringere strahlenbedingte Peroxydation. Über die Strahlensensibilität der Axone ist, im Gegensatz zu den Markscheiden, noch wenig bekannt, und die Ergebnisse der wenigen Studien in dieser Richtung sind kontrovers (WALLACH, 1972).

c) *Kleinhirn und Hirnstamm*

Bei der Bestrahlung des erwachsenen *Kleinhirns* mit hohen Dosen (2000–7500 R) traten bevorzugt *Körnerzellnekrosen* erheblichen Ausmaßes auf (ALVORD et al., 1957; BROWNSON et al., 1963; TREIP et al., 1966), hinter denen die Schäden der Purkinje-Zellen bei weitem zurückstanden (PRUSZOWSKI et al., 1968; TREIP et al., 1966). Nach massiven Dosen von 15000 R Gamma-Strahlen konnte VOGEL (1959) einen stereotypen Ablauf der Körnerzellveränderungen nachweisen, der in einer initialen Schrumpfung des Kerns mit Aggregation von Kernchromatin, Zähnelung und Fältelung der Kernmembran sowie einer Expansion des Cytoplasmas mit Mitochondrienschwellung bestand. Aus den Befunden schloß der Autor auf einen strahleninduzierten Flüssigkeitsübertritt aus dem Zellkern und aus dem Extracellulärraum in das Cytoplasma als Folge einer Hypertonizität des Cytoplasmas. Diese Befunde entsprechen den biochemisch nachweisbaren strahlenbedingten Membranstörungen an Zellen und Zellorganellen (vgl. S. 26).

Aus akuten Störungen der lumbalen Extensor- und Flexorreflexe nach Bestrahlung von Kleinhirn und Medulla oblongata schlossen OLSON et al. (1970) auf eine Beteiligung der langen Bahnen, über welche die vorgeschaltete Steuerung dieser Reflexe durch Kleinhirn und Hirnstamm läuft. HALLEN et al. (1969) wiesen nach Hirnstammbestrahlung in den großen Zellen der DEITERSschen Kerne ab 3000 R stärkere funktionelle Störungen, die ihr Korrelat in Nucleinsäure-, Enzym- und Elektrolytstörungen hatten, nach. Eine vollständige Normalisierung der aufgetretenen Kaliumverluste der Zellen kam im Beobachtungszeitraum bis 20 Tage p. irr. nicht zustande.

DE ESTABLE-PUIG et al. (1970a, 1971) fanden heraus, daß man mit Hilfe hoher Röntgendosen von 20000 R auf den Kopf bei Ratten fast selektiv die innere Granularzellschicht der *Bulbus olfactorius* ausschalten kann und somit ein brauchbares experimentelles Modell zum Studium der kurzen Neuronverbindungen gewinnt. Sitz der Synapsen und der synaptischen Vesikel dieser Interneurone konnte nach 24 Std ausgezeichnet identifiziert werden. In der plexiformen Schicht fanden sich degenerierende Endigungen vom elektronendichten Typ im Kontakt mit Ramifikationen der akzessorischen dendritischen Äste der Mitralzellen. Die synaptischen Endigungen zeigten Veränderungen, die von einer leichten Vermehrung der synaptischen Vesikel und Mitochondrienschwellungen bzw. -aufbrüchen bis zu extremer elektronenoptischer Verdichtung des gesamten Synapsensackes reichten. Ähnliche selektive Ausschaltungsversuche nahmen die Autoren auch am Kleinhirn vor (DE ESTABLE-PUIG et al., 1970b).

d) *Epiphyse*

Die Wirkung ionisierender Strahlen auf die *Epiphyse* drei Monate alter Ratten nach 2500 R hat BOSTELMANN (1968) bis 7 Tage p. irr. verfolgt. Im Anfang imponierten vor allem feinstrukturelle Veränderungen der Zellkerne der Pineocyten, die sich in einer Hydratation des Karyoplasmas mit Umordnung der chromosomalen Substanz äußerten. Im weiteren Verlauf trat eine erhebliche Hypertrophie der Kerne ein, deren Membranen multiple Invaginationen zeigten; die Nucleolen waren vermehrt und vergrößert. Eine progrediente Destruktion des Ergastoplasmas und Ribosomenverluste, Verminderung der Mitochondrien und Zunahme der Zahl der Lysosomen waren mit einer deutlichen Aktivitätsabnahme aller Enzyme und einer Lipoidentspeicherung der Pineocyten verbunden. In der Entlipoidisierung sah der Autor den Ausdruck einer hormonalen Entspeicherung.

e) Plexus chorioideus und Ependym

Nach Instillation von Radiogold in die Liquorräume bei Hunden mit *experimentellem Hydrocephalus* fanden Rish et al. (1967) und Weiss et al. (1972) eine anhaltende Abnahme der Liquorproduktion mit Spontanstillstand oder Umkehr des progredienten Hydrocephalus. Pathologische Gewebsveränderungen 7 Wochen nach Applikation des Goldnuklids waren selektiv auf den Plexus chorioideus beschränkt. Es fand sich eine ausgedehnte Nekrose des Plexus, in dem Rish et al. (1967) das radioaktive Gold nachweisen konnten. Bei normalen Hunden verursachte es keine adäquaten Schäden, während bei hydrocephalen Hunden auch normales Gold im Plexus gespeichert wurde. Trotz Diffusion des radioaktiven Goldes in die subependymären Abschnitte der Hemisphären (Weiss et al., 1972) traten am Ependym keine Schäden auf. Dagegen beobachteten Mecklenburg et al. (1974) rasterelektronenmikroskopisch nach temporaler Radiatio mit intervallären fraktionierten Herddosen von 5800 und 4800 rad nach Operation eines Glioblastoms eine Verminderung der Cilien des Ependyms, die sie für die Liquordynamik als bedeutsam betrachteten.

f) Erholung nach Bestrahlung

Die Erholung des Cortex nach einer subletalen Strahlendosis ließ sich an der Restitution der biologischen Aktivität, die auch in den Untersuchungen von Pil et al. (1971) p. irr. gestört war, darstellen (Eliner et al., 1974). Unmittelbar nach Bestrahlung des Gehirns von Affen mit 1000 und 2000 rad ^{60}Co-Gamma-Strahlen nahm die elektrische Spontanaktivität des Cortex bis zum völligen Erliegen ab, erholte sich indes innerhalb weniger Minuten (Bruner, 1974). El-Koshef (1974) zeigte, daß diesen Änderungen der corticalen Spontanaktivität Änderungen der GABA und der Glutaminsäure korreliert waren. EEG-Veränderungen und die evozierte elektrische Aktivität des Cortex sind die sensibelsten Indikatoren für einen Strahleneffekt, und sie treten bereits ab 10–20 bis 50 R Strahlenbelastung in Erscheinung (Betetto, 1970; Minamisawa et al., 1971, 1973; Carsten et al., 1970; Tsuya, 1970a; Laget et al., 1971). Bei tumorbestrahlten Patienten riefen schon die Hälfte der üblichen Strahlendosen EEG-Veränderungen hervor (Hakansson et al., 1969).

g) Subakute (strahleninduzierte) Leukoencephalopathie

Eine *subakute progressive Leukoencephalopathie* beobachteten Price et al. (1975) bei 13 von 231 Kindern, die wegen einer akuten Lymphoblastenleukämie kombiniert mit Strahlen und Cytostatica behandelt worden waren. Im gleichen Jahr beschrieben Rubinstein et al. (1975a, b) gleichartige Beobachtungen in vier Fällen von akuter Lymphoblastenleukämie und einem Fall von Burkitt-Lymphom, die Dreifachbehandlung mit Bestrahlung und intrathekaler Applikation von Cytostatica und Corticosteroiden erhalten hatten. Die progredienten, zum

Tode führenden Veränderungen bestanden in multifocalen Nekrosen vom koagulativen Typ, die sich in scheinbar zufälliger Verteilung unter Konfluenz im gesamten telencephalen Marklager ausbreiteten. In einem Falle war das Centrum semiovale beiderseits symmetrisch betroffen. Mit den nekrotischen Veränderungen lief eine starke Demyelinisierung parallel, wobei entzündliche Reaktionen völlig fehlten und Makrophagen nur relativ spärlich in Erscheinung traten. Die Gewebskontinuität blieb dabei gewahrt. Perifocal fand sich eine starke spongiöse Gewebsauflockerung und nur eine mäßige bis stärkere progressive Astrogliareaktion. Mit Oligodendrogliaverlusten und Markscheidenabbau in den Herden und ihrer Umgebung gingen auch starke Axonschäden (Axonschwellungen und -verluste) einher. Fibrinoide Nekrosen der Gefäße fanden sich nur in einem der Fälle von RUBINSTEIN et al. (1975). Die Autoren nehmen an, daß für diese prozeßhaften, akut während oder unmittelbar nach der Bestrahlung aufgetretenen schweren Krankheitsbilder eine Ausbreitung der Chemotherapeutica im Gehirn nach Schädigung der Hirn-Liquor-Schranke durch die Bestrahlung verantwortlich ist. Diese jüngsten Befunde von PRICE et al. (1975) und RUBINSTEIN et al. (1975) rücken das Votum von SLOWITZ (1969) für eine kombinierte Therapie von Hirntumoren mit Strahlen und Chemotherapeutica in ein neues Licht und geben Anlaß, dieses Konzept generell zu überdenken.

Einen möglicherweise vergleichbaren Fall konnten wir kürzlich beobachten:

Ein 10 Jahre alt gewordener Junge litt an einem metastasierenden Lymphosarkom (B-Zellen-Lymphom), welches erstmals im Sommer 1975 durch plötzlich rapiden Gewichtsverlust des Jungen klinisch evident wurde. Nach einer Vorbestrahlung und gleichzeitiger cytostatischer Behandlung wurde der Haupttumor im rechten Unter- und Mittelbauch operativ entfernt. Postoperativ erfolgte am 20.8. bis 12.11.1975 eine kombinierte Therapie mit Bestrahlung und Cytostaticagaben (Vincristin, Adriblastin) und Verabreichung von Decortin. Die Strahlendosis auf ein linkes und rechtes Kopffeld (Abb. 6) betrug 2200 und 2400 rad. Nach Auftreten einer Hirnnervensymptomatik konnte im

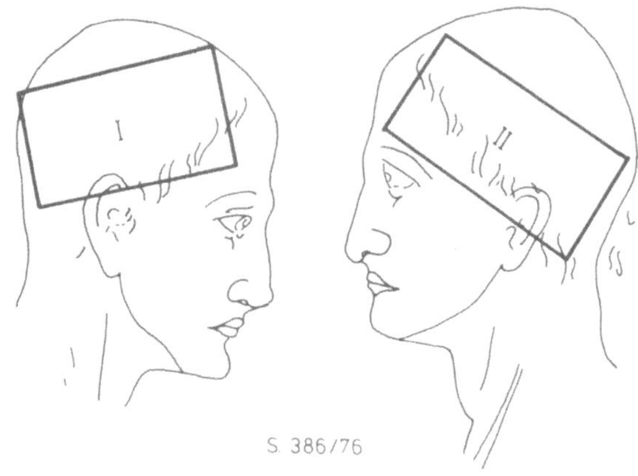

Abb. 6. Lage der Bestrahlungsfelder: I = 14 × 8 cm – 2200 rad HD
II = 14 × 8 cm – 2400 rad HD

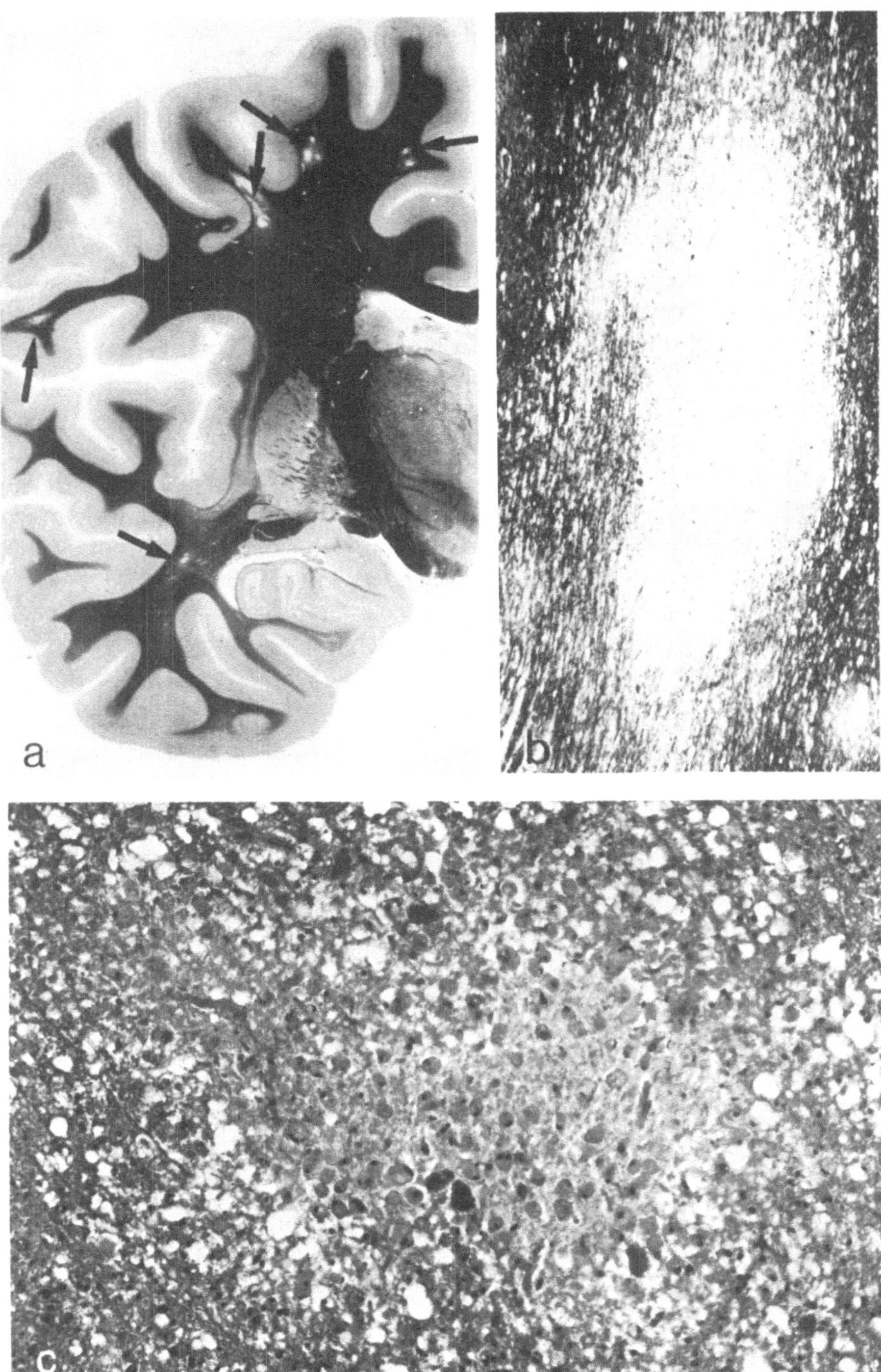

Abb. 7 a–c. Multifokale partielle und totale Nekroseherdchen in der weißen Substanz der Großhirnhemisphären (a) unter Bevorzugung der Mark-Rindengrenze (→), nach Kopfbestrahlung und simultaner zytostatischer Behandlung bei Lymphosarkom mit Meningiosis blastomatosa (S. 386/76, vgl. Text) (Markscheidenfärbung). Totalnekrotische Herde mit spongiöser Randzone (b) zeigen nur selten eine deutlichere Abräumreaktion mit Fettkörnchenzellen (c)

Februar 1976 eine Meningiosis blastomatosa liquordiagnostisch gesichert werden. Daraufhin wurde Methotrexat wiederholt intrathekal verabreicht, bis zur Normalisierung des Liquorbefundes und der cerebralen Symptomatik. Im April 1976 verstarb das Kind im protrahierten Herz-Kreislauf-Versagen im Zustande hochgradiger Abmagerung, eines Ikterus und einer Pancytopenie.

Bei der Hirnsektion (SN 386/76) fanden sich, abgesehen von einem ausgeprägten, schon länger bestehenden Hirnödem und herdförmigen subarachnoidalen Sugillationen, an einigen Stellen in der Marksubstanz, vorwiegend subcortical, kleinfleckige, bis höchstens linsengroße, grau-glasige Gewebsbezirke in unregelmäßiger Verteilung, die offenbar nicht gefäßbezogen waren.

Histologisch (Abb. 7) erwiesen sich diese Herde als partielle oder komplette Nekrosen mit spongiöser Demyelinisierung, Axondegeneration und gelegentlichen Koagulationsnekrosen mit spongiösem Randwall. Fettkörnchenzellen waren nur selten und dann auffallend spärlich zu erkennen. In den Randzonen sah man eine gelegentliche Aktivierung der Capillaren ohne sonstige auffallende Gefäßveränderungen. Die Oligodendroglia war in den Herden selbst untergegangen. Eine Transformation der Astroglia fand sich nicht, so daß eine multifocale progressive Leukoencephalopathie als paraneoplastisches Syndrom von vornherein ausschied.

Über den makroskopischen Befund hinaus sah man die Entmarkungsherde an zahlreichen Stellen im Windungsmark, in der Capsula interna, in Mittelhirn, Brücke, Brachium pontis des Kleinhirns und in der Medulla oblongata, einschließlich der Pyramiden.

h) Postirradiative Strahlenencephalopathie

Ein Jahr vor den Berichten von Price und Rubinstein über subakute leukoencephalitische Verläufe hatten Freeman (1974) nach Gehirn- und Jones (1974) nach Rückenmarksbestrahlung bei Kindern auf akute, allerdings passagere neurologische Störungen hingewiesen, deren Kardinalsymptome am Gehirn eine über 7 Tage anhaltende Somnolenz mit Anorexie und abnormer Erregbarkeit, am Rückenmark passagere sensible und motorische Ausfälle sind. Freeman (1974) sprach von einer *postirradiativen Encephalopathie* und nahm, wie Jones (1974) für die akute transitorische *Strahlenmyelopathie* (vgl. S. 54ff.), eine vorübergehende Hemmung der Myelinisierung an, von der nach Freeman (1974) als Ursache des »Somnolenzsyndroms« die Formatia reticularis als spätmyelinisierender Abschnitt des Gehirns bevorzugt betroffen sein sollte. Stellt man die umfangreichen Untersuchungen von Gilmore (1963b, 1967, 1969, 1971) in Rechnung, die am Rückenmark wachsender Ratten nach Bestrahlung eine Inhibition der Myelinogenese im Gefolge von Schädigungen der Oligodendroglia nachweisen konnten, so besitzen die Vermutungen von Freeman (1974) und Jones (1974) zumindest einige Wahrscheinlichkeit.

i) Schutzwirkungen

Im Abschnitt »Biologie der Strahlenwirkung« wurde bereits auf einige grundsätzliche Charakteristika von Strahlenschutzstoffen und deren Wirkprinzipien eingegangen (s. S. 32). Es sollen deshalb hier nur noch einige Untersuchungsergebnisse bezüglich einer Strahlenschutzwirkung bestimmter Stoffgruppen und Pharmaka angeführt werden. So konnten mit Aescin (Reparil), Reserpin, Betametason, Cysteamin und Barbituraten das akute Schadensausmaß einer Bestrahlung am Gehirn stark gemildert oder gar, bei geringem Umfang, behoben werden (ALVORD et al., 1957; GIORDANA et al., 1968; HARIRI et al., 1972; HASSLER, 1970; HAGEN, 1972; RUGH, 1954). Bei Kaninchen, die vor der Bestrahlung Aescin oder Betametason erhalten hatten, traten die sonst registrierten akuten EEG-Veränderungen und Krampfanfälle nicht auf; auch die feingeweblichen Störungen an Gefäßen, Glia und nervösem Parenchym blieben aus (GIORDANA et al., 1968). Die ausgezeichnete Schutzwirkung des Cysteamin (HASSLER, 1970) beruht einmal auf einer bevorzugten Reaktion der Sulfhydrilgruppen mit radiolytischen Wasserradikalen, vielleicht auch auf einem zusätzlichen Restitutionsschutz (vgl. DERTINGER et al., 1969, S. 95). Über die Wirkungsweise der Barbiturate (ALVORD et al., 1957) werden keine Angaben gemacht. RIOTTE et al. (1968) konnten umgekehrt feststellen, daß eine Bestrahlung die Latenzzeit einer Barbituratnarkose erheblich verkürzt. KUZOVKOV et al. (1971) konnten durch elektrische Reizungen im hinteren Hypothalamusareal eine sogenannte Schutzzone ermitteln, nach deren Reizung die Strahlenkrankheit erheblich später auftrat. Die Aktivierung dieser Schutzzone wirkte auf das intracerebrale Elektrolytmilieu durch eine Veränderung der aktiven Funktion der Blut-Hirn-Schranke. Reizungen des Thalamus ergaben keinen vergleichbaren Schutzeffekt, während über die Formatio reticularis des Mittelhirns mit wesentlich höheren Reizströmen ein solcher ebenfalls zu erzielen war.

k) Reparation von Strahlenschäden

Die Reparation umschriebener Strahlennekrosen wurde von einigen Untersuchern an lokalen, aus stereotaktischen Gründen (MAIR et al., 1967) oder bei der »Strahlenresektion« von Tumoren (NIELSEN et al., 1972) gesetzten, scharf umschriebenen Gewebsschäden verfolgt. Die Nekrosen waren mit harten Gamma-Mikrostrahlen (WENNERSTRAND et al., 1970), Hochenergieprotonen (ANDERSSON et al., 1970; MAIR et al., 1967; NIELSEN et al., 1972) und Deuteronenstrahlen (SAMORAJSKI et al., 1964, 1970) gesetzt werden.

Schon im Jahre 1927 hatte CREUTZFELD Kaninchen Thorium-X-Stäbchen von $^{1}/_{4}$ bis $^{1}/_{2}$ cm Länge (Energie 0,5 MeV) ins Gehirn implantiert. Bereits am 4. Tag nach der Implantation war ein schmaler Saum von Hirngewebe in der Umgebung der Stäbchen verödet. Nach 8 Tagen entwickelte sich von der Nekrose zum gesunden Gewebe eine Übergangszone mit Körnchenzellen und um diese herum ein Gürtel von progressiver Glia und Mesenchym. Nach 22 Tagen war die Wirkung der Stäbchen auf das Gewebe erloschen, und es fand sich ein Verödungsherd von $1^{1}/_{2}$–2 mm um die Stäbchen. In der unmittelbaren Nähe der Stifte lagen Zell- und Kerntrümmer. Nach 62 Tagen waren die Herde entweder erweicht oder vernarbt. Nie entwickelte sich ein vollständiger Leucocytenwall. Nur in einem Falle waren einmal Blutungen aufgetreten. Diese Befunde aus dem Jahre 1927 wurden durch die oben erwähnten modernen Untersuchungen voll bestätigt und nur in einigen Punkten durch längere Beobachtungsdauern ergänzt.

In den durch Hochenergieprotonen erzeugten, wie ausgestanzten Herden im Hirngewebe nahe dem Chiasma opticum, von nur wenigen Millimetern Durchmesser, fanden sich noch nach 18–25 Monaten im Randgebiet, nach cystischer Reinigung des Zentrums, einige Makrophagen, Astrocytenproliferate, diskrete Rundzellwälle und eine Vermehrung ektatischer und hyperämischer Gefäße. Nach 26 Monaten waren noch eine Fibrose der Gefäßwände, eine Randgliose mit piloiden Astrocyten und Verkalkungen nachzuweisen. Nach 39 Monaten waren die Herde von einer Fasergliose abgenarbt; in der Peripherie der Gliafaserzone lagen intakte Nervenzellen. Tumorartige Veränderungen im Narbengebiet traten nie auf.

DIHLMANN et al. (1961) weisen auf die Bedeutung der Capillarsprossung für die Reparation von Strahlennekrosen hin. Bei therapeutischer Bestrahlung gilt es daher, Streustrahlung, welche die in der näheren Umgebung des Feldes gelegenen Capillaren schädigt, sorgsam zu vermeiden, um eine Heilung und Abnarbung der Strahlennekrose zu gewährleisten. Dies war bei den scharf umgrenzten focalen Schäden, die KURKOVSKII et al. (1972) mit schnellen Elektronen an Kaninchenhirnen setzten, gewährleistet, so daß in der Randzone der Nekrosen nach Monaten intensive gliöse mesenchymale Reaktionen auftraten.

B) Schäden des Rückenmarkes

1. Einteilung der Strahlenschäden des Rückenmarkes

Strahlenschäden des Rückenmarkes, vor allem die später noch zu erörternden »Spätschäden«, stehen seit den ersten Berichten von AHLBOM (1941) im Brennpunkt des Interesses der Strahlenschäden des ZNS überhaupt. Hinsichtlich der Selektivität der weißen Substanz verhalten sich die Strahlenschäden des Rückenmarkes ebenso wie die des Gehirns.

Mit REAGAN et al. (1968) lassen sich unter klinischen Gesichtspunkten die Strahlenschäden des Rückenmarkes generell in vier Gruppen einteilen:

a) *Benigne Formen*, die klinisch im kurzen Intervall von 3–4 Monaten (JONES, 1964) auftreten, als charakteristisches Merkmal ein positives Lhermittsches Zeichen (elektrische Parästhesien bei Kopfbeugung) haben und sich bis maximal ein Jahr p.irr. vollständig wieder zurückbilden. Nur in insgesamt zwei Fällen (vgl. REAGAN et al., 1968; EYSTER et al., 1970) entwickelte sich erst später eine permanente Strahlenmyelopathie. Diese Form der Schädigung wird häufig als *transitorische Strahlenmyelopathie* oder *-myelitis* bezeichnet. Sie ist gegen die ebenfalls in kurzen Intervallen auftretende »frühe« Form des Rückenmarkspätschadens (s. S. 105), der progressiv ist, streng abzugrenzen.

b) *Schäden nach Art des »lower motor neuron disease« (spinale Muskelatrophie),* die in reinen motorischen Ausfällen durch Schädigung der motorischen Vorderhornzellen bestehen. Sie traten in Intervallen von 4–64 Monaten auf (MAIER et al., 1969). Für den Menschen sind die wegen ihres seltenen Vorkommens von geringerer Bedeutung und wurden bislang nur von FRIEDMANN (1954), GREENFIELD et al. (1958) und MAIER et al. (1969) nach Bestrahlung von Hodentumoren mit lumbaler Rückenmarksaffektion beschrieben. Die von ZETT et al. (1968) geschilderten Fälle scheinen ebenfalls in diese Gruppe zu gehören. Nach Experimenten an Affen (MCLAURIN et al., 1955) hat es den Anschein, als wenn vasculäre Veränderungen mit Gefäßverschlüssen durch Intimaproliferation für die Ausfälle verantwortlich seien. Die Möglichkeit einer primären Strahlenschädigung der motorischen Vorderhornzellen kann wegen der hohen Strahlentoleranz dieser Zellen kaum in Betracht gezogen werden. Demgegenüber macht neuerdings HOLDORF (1978) darauf aufmerksam, daß strahlenbedingte Beinplexus- und Kaudawurzelläsionen nach Bestrahlung paraaortaler Lymphknoten mit mindestens 4000 rad in 4 Wochen Syndrome vom rein motorischen Typ hervorzurufen vermögen.

c) Die dritte Form der Strahlenschädigung des Rückenmarkes, die durch schlagartig im Intervall von Stunden bis Tagen auftretende Para- oder Tetraplegien mit raschem Fortschreiten bis zum inkompletten Querschnittssyndrom führt, ist für den Menschen wenig relevant, da sie nur nach übertherapeutischen Strahlendosen, wie sie im Tierexperiment appliziert werden, auftritt. Sie wird auf einen ischämischen Infarkt des Rückenmarkes durch massive Gefäßschäden zurückgeführt (vgl. EYSTER et al., 1970).

d) Der vierte Schädigungstyp umfaßt die wichtigste, häufigst diskutierte und beschriebene Form, die *chronisch-progressive Strahlenmyelopathie*, mit einem durchschnittlichen Intervall von 1–3 Jahren p. irr. bis zum Auftreten der ersten Symptome (SEITZ et al., 1961; WACHTLER, 1962). Morphologisches Substrat des charakteristischen, aber nicht spezifischen klinischen Syndroms ist die *»Strahlenspätnekrose«* des Rückenmarks, die, wie die »Spätnekrosen« des Gehirns, in 90% der Fälle ein lokal-progredientes Verhalten zeigt. Sie wird im zweiten Teil der Abhandlung ausführlich besprochen werden.

2. Die transitorische Strahlenmyelopathie (-myelitis)

Diese Form der Strahlenmyelopathie mit dem Kardinalsymptom eines positiven Lhermitteschen Zeichens und Parästhesien (Prickeln) in den Beinen wurde zuerst von BODEN (1948) in vier Fällen erwähnt und ist die häufigste Form der Strahlenschädigung des Rückenmarkes mit nahezu stets benignem Verlauf (JONES, 1964; SINNER, 1964; LEHMANN et al., 1968; VERITY, 1968). Von JONES

(1964) wurden 7 solcher Fälle eingehend beschrieben. Der Autor führt die passagere neurologische Symptomatik auf Störungen der besonders radiosensiblen Oligodendroglia zurück, worin ihm die Ergebnisse der Tierversuche von GILMORE (1963b, 1969, vgl. S. 52) recht zu geben scheinen. Das positive Lhermittesche Zeichen deutet auf organische Schäden der Hinterstrangbahnen im Cervicalbereich im Sinne einer Schädigung der Myelinscheiden, die durchaus Folge einer Oligodendrogliadepression, wie sie GILMORE nachgewiesen hat, sein können. Wie GILMORE (1963b, 1964, 1968) zeigen konnte, ist ein solcher Gliaschaden bis zu einer bestimmten Strahlendosis reversibel, womit sich auch die Rückläufigkeit der transitorischen Symptomatik erklären könnte. In enzymhistochemischen Untersuchungen an Katzen fanden DVORETSKI et al. (1968), daß bereits innerhalb von 5 Tagen nach einer Einzeldosis von 1200 rad lokaler Rückenmarksbestrahlung eine signifikante Abnahme der Phosphorylierung und des oxidativen Stoffwechsels in grauer und weißer Substanz eintrat, wobei die Phosphorylierung stärker betroffen war. Ultrastrukturelle Frühveränderungen der Motorneurone der Vorderhörner und der Synapsen der spinalen Reflexbögen, die sich vor allem als Membranschäden der Mitochondrien, des Ergastoplasmas und der synaptischen Vesikeln darstellten, traten in den Versuchen von CARREGAL et al. (1970) erst nach Herddosen von 7080–16400 R gelegentlich und von 42950–63620 R regelmäßig auf.

Eine Symptomatik, wie sie die Strahlenspätschäden des Rückenmarkes auszeichnet, tritt bei der transitorischen Strahlenmyelopathie niemals auf.

C) Zusammenfassung

Die akuten Schäden des ZNS durch Strahlen beim Erwachsenen stellen einen Bilanzeffekt aus primären direkten (durch Energieabsorption im Biomolekül) oder indirekten Schäden (durch Radiolyse des Wassers) und sekundären Schäden oder Veränderungen auf Stoffwechselebene dar. Resorptions-, Restitutions-, Reparations- und Kompensationsvorgänge bestimmen die sekundären Folgen ebenso wie Permeabilitätsänderungen der Gefäße, Thrombosen und Blutgerinnungsstörungen etc.

Schon ab 1000 R Ganzkörperbestrahlung dominieren akute Schäden des ZNS im klinischen Bild, die ab 5000 R für den stets letalen Ausgang (durch zentrales Versagen) bestimmend werden. Über 10^4 R tritt der Tod bereits innerhalb von Stunden, oberhalb von 10^5 R in Sekunden, als Strahlenblitztod, ein. Während über 7000 R harter Röntgenstrahlung auf den Kopf im ZNS akute Nekrosen in grauer *und* weißer Substanz gleichermaßen entstehen, läßt sich unterhalb dieser Dosis eine mit sinkender Exposition zunehmend klarer in Erscheinung tretende selektive Schädigung der weißen Substanz nachweisen. Obwohl partielle bis vollständige Erholungen möglich sind, können im mehr oder minder langen Intervall weitere Strahlennekrosen auftreten. Dem akuten

Strahlensyndrom sind morphologisch Ödem, akute seröse Entzündungen von Gehirn und Meningen und u. U. kleine Blutungen korreliert.

Im Vordergrund der morphologisch faßbaren Strahlenschädigung in niederen bis mittleren Dosisbereichen stehen Veränderungen an Capillaren und kleinen Hirngefäßen mit Störung der Blut-Hirn-Schranke, die meist reversibel sind. Die Gefäßwandzellen sind bezüglich der Strahlensensibilität gefolgt von Oligodendroglia und Astroglia, während die Nervenzellen eine erstaunliche Strahlenresistenz besitzen. Die höchste Strahlensensibilität zeigen die Markscheiden, deren Strahlenanfälligkeit sicher nicht nur in Abhängigkeit von der Schädigungsbereitschaft der Oligodendroglia gesehen werden darf. Als lipoidreiche Biomembranen sind sie dem unmittelbaren Angriff von diffusiblen Radikalen und reagiblen Sekundärverbindungen aus der Radiolyse des Wassers in besonderem Maße ausgesetzt. Wenn auch manche Beobachtungen dafür zu sprechen scheinen, daß eine Ödemschädigung der Markscheide Ursache der Demyelinisierung nach Bestrahlung ist, so dürften die strahlenbedingten Membranschäden dafür zumindest eine wichtige Voraussetzung sein.

Bei einer erst kürzlich beschriebenen subakuten progredienten Verlaufsform der Großhirnentmarkung nach Bestrahlung, der subakuten strahleninduzierten Leukoencephalopathie, scheint eine gleichzeitig oder im Wechsel mit der Bestrahlung durchgeführte Cystostaticatherapie mitursächlich zu sein. Eine gelegentlich in der Frühphase nach Bestrahlung auftretende Strahlenencephalopathie ist, wie die transitorische Strahlenmyelopathie, vorübergehender Natur.

Teil II
Die intervallären Strahlenschäden (sogenannte Strahlenspätencephalopathie und Strahlenspätmyelopathie) mit eigenen Untersuchungen

I. »Strahlenspätschäden« des Gehirns

1. Eigene Beobachtungen und Untersuchungen

Fall 1: Im Jahre 1967 ließ ULE von BECK-THIERFELDER einen Fall von »Strahlenspätencephalopathie« aus den frühen fünfziger Jahren beschreiben, der uns noch zur Nachuntersuchung zur Verfügung stand. Der außergewöhnliche Fall dürfte, was das Bestrahlungsausmaß betrifft, bereits der »Pionierzeit« der Strahlentherapie zugerechnet werden, denn Gesamtdosen von 40700 R gehören, auch über längere Zeiträume verteilt, heute der Geschichte an.

Eine 19jährige Patientin hatte wegen des klinischen Verdachts auf ein Gliom der rechten Zentralregion eine Röntgenbestrahlung in sieben Serien von je 2400–9000 R pro Serie innerhalb von sieben Jahren erhalten, wobei die oben angegebene Enddosis erreicht wurde. Dabei waren zum Teil Einzeldosen bis 300 R pro Sitzung verabreicht worden. Zunehmende neurologische Ausfälle mit Beginn in einem Intervall von fünf Monaten zur ersten Bestrahlung mit 9000 R GHD waren das auslösende Moment für die immer neuen Bestrahlungsserien, da man an eine weitere Ausbreitung des Tumors dachte; eine operative Behandlung war von der Patientin und ihren Angehörigen abgelehnt worden. Drei Jahre nach Beginn der Bestrahlung zeigte das PEG bereits eine erhebliche hydrocephale Ausweitung der Seitenventrikel (Abb. 8). Die von BECK-THIERFELDER (1967) im Verlauf detailliert beschriebene Entwicklung der neurologischen Symptomatik gipfelte im Jahre 1954 in einer Halbseitenlähmung mit positivem Babinskischem Phänomen. Nach einer erneuten Bestrahlungsserie trat eine zunehmende Stauungspapille auf, die sich auf beide Augen ausdehnte und später zur Erblindung führte. Den neurologischen Ausfällen gesellten sich in der Endphase massive psychische Störungen mit Zwangseffekten hinzu.

Auf Grund der pathologisch-anatomischen Feststellungen (s. BECK-THIERFELDER, 1967) läßt sich folgende zusammenfassende Beurteilung des Falles ableiten:

Bei Exposition gegenüber einer extrem hohen Strahlendosis von mehr als 40000 R Orthovoltstrahlung hat sich über einen Zeitraum von $4^1/_2$ Jahren bei einem Manifestationsintervall von 5 Monaten nach der ersten Bestrahlungsserie ein ausgeprägter intervallärer Strahlenschaden der bestrahlten Großhirnhemisphäre herausgebildet, der alle Zeichen des klassischen Spätschadens nach FISCHER-HOLFELDER (1930) und MARKIEWICZ (1935) trägt: Im Verlaufe der

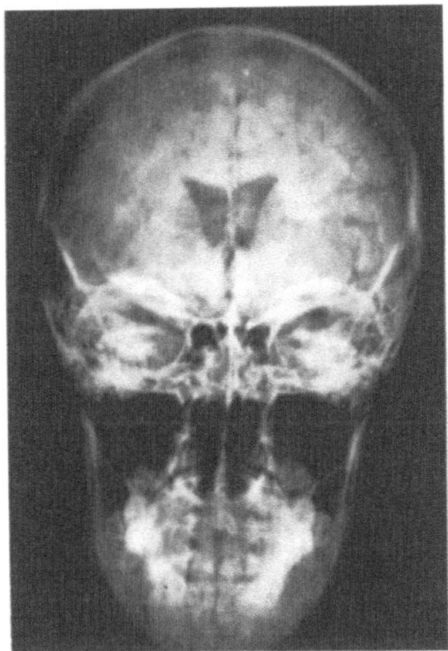
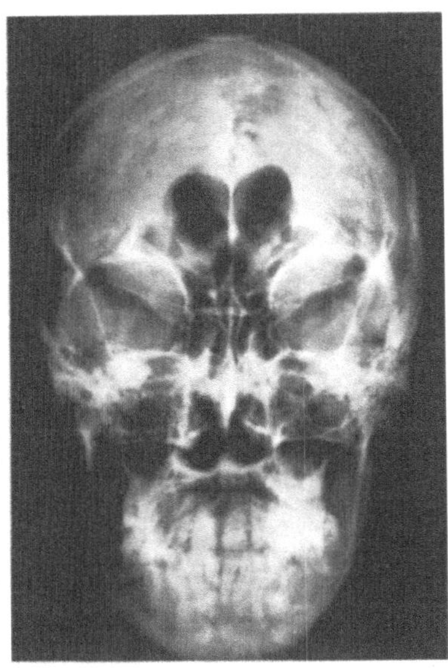

Abb. 8 a und b. Hydrocephalus internus e vacuo (b) bei einer 27jährigen Frau drei Jahre nach viermaliger Röntgenbestrahlung mit bis dahin 22600 R GD. a) PEG vor Beginn der Bestrahlung. (Vgl. BECK-THIERFELDER, 1967, ULE et al., 1972)

langen Überlebenszeit hat sich eine ausgeprägte dysorische Gefäßerkrankung mit amyloider Degeneration der Gefäße und großflächiger plasmatischer Infiltration des Gewebes mit kolloider Degeneration entwickelt (Abb. 9). Als Zeichen einer ausgedehnten vasculären Sekundärschädigung sind auch der Cortex und die graue Substanz der Stammganglien von massiven Parenchymschäden betroffen. Primäre und sekundäre Schäden sind im Gesamtbild nicht mehr sicher zu trennen, so daß beim Anblick eines so schweren Schädigungsbildes man in der Tat geneigt ist, das gesamte Schädigungsausmaß auf Gefäßveränderungen mit Zirkulationsstörungen, Insuffizienz der Blut-Hirn-Schranke und kolloide Degeneration des Gewebes zurückzuführen. Die Einstellung der früheren Beschreiber derartiger Bilder wird daraus verständlich. Anders bezüglich der quantitativen Abstufung der morphologischen Schädigungsformen liegt indes ein kürzlich zu unserer Beobachtung gelangter Fall, an dem eine Diskrepanz zwischen Gewebsschaden und Gefäßveränderungen deutlich wird.

Fall 2: Bei dem am 1.1.1976 verstorbenen, 62 Jahre alt gewordenen W.R. war am 25.3.1974 ein links-frontaler, zur Konvexität hin lokalisierter Hirntumor — ein fibrilläres Astrocytom mit Zeichen beginnender maligner Entartung in Randabschnitten — operativ entfernt worden. Wegen der Entartungstendenz wurde eine Nachbestrahlung von zwei rechts und links gelegenen Kopffeldern (s.

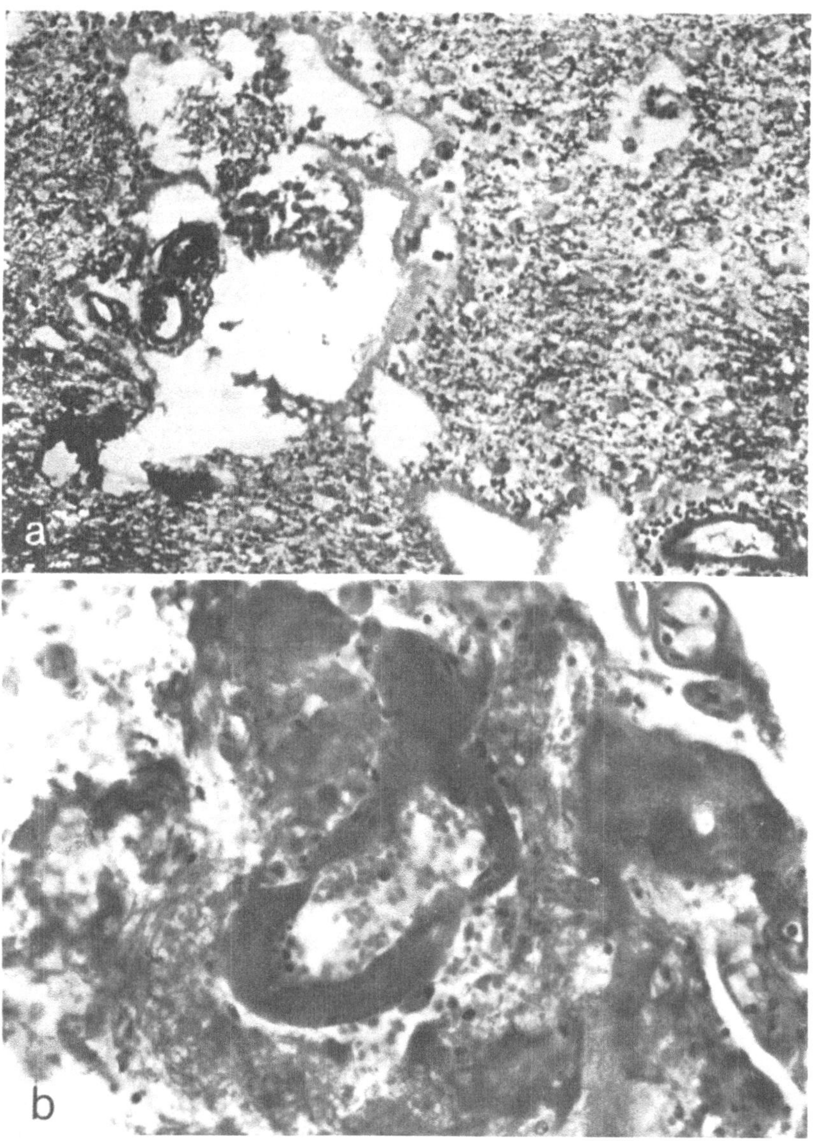

Abb. 9 a und b. Röntgenschaden des Großhirns nach sieben Bestrahlungsserien mit einer Gesamtdosis von 40700 R (vgl. BECK-THIERFELDER, 1967), a) Totalnekrose mit cystischer Auflockerung und plasmatischen Gewebsinfiltrationen; reichlich hypertrophische Astroglia (Markscheidenfärbung). Zahlreiche Gefäße zeigen eine kongophile Wanddegeneration mit Extravasation kongophiler plasmatischer Substanzen und kolloidaler Degeneration des Gewebes (b)

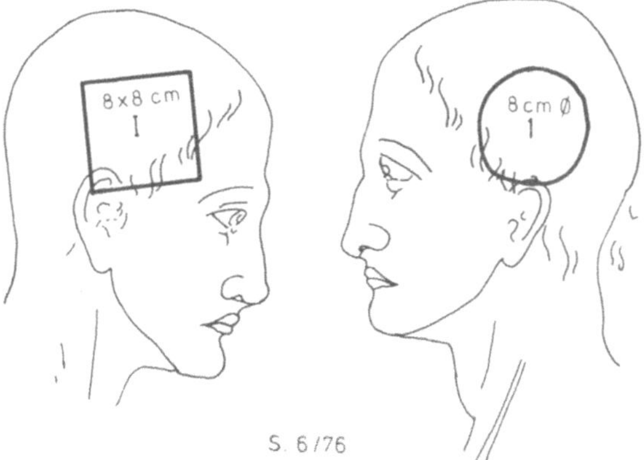

Abb. 10. Lage der Bestrahlungsfelder. Feld I und Feld 1 alternierend mit 25 und 42 MeV-Photonen; 5580 rad GHD

Abb. 10) durchgeführt. Der Bestrahlungszeitraum umfaßte etwa 2 Monate (8.4.–4.6.1974), und in 32 Einzelsitzungen wurden insgesamt 5580 rad HD künstlicher Gammastrahlen aus einem Betatron mit 25 und 42 MeV bei maximalen Einzeldosen bis zu 200 rad verabreicht. Anfang 1975, etwa 6 Monate nach Beendigung der Therapie, traten erste cerebrale Symptome mit Kopfschmerzen, Verwirrtheit, Hemiparese rechts und Aphasie auf. Bei progredienter Symptomatik verstarb der Patient etwa $1^1/_2$ Jahre nach Beginn der Komplikationen schließlich unter den Zeichen des zentralen Versagens.

Die Sektion (SN 6/76) ergab am Gehirn links-frontal eine ausgedehnte, cystisch gereinigte und in den Randabschnitten gliös abgenarbte Operationshöhle, die von einer Hirn-Dura-Narbe nach cranial hin abgedeckt war. Der Defekt kommunizierte mit dem Vorderhorn der Seitenventrikel. In einzelnen parasagittalen Randabschnitten waren, trotz der Bestrahlung, Reste des weiter wachsenden Tumors erkennbar. Die an die Resthöhle angrenzenden links parietalen Markabschnitte zeigten makroskopisch eine leicht gelbliche Farbe und bröckelige Beschaffenheit, die auf eine mikroskopisch verifizierbare Koagulationsnekrose hindeuteten. Nach occipital entsprach die Markbeschaffenheit wieder mehr der Norm, wobei jedoch ein starkes »kollaterales« Ödem mit Verbreiterung der parietooccipitalen Hemisphärenabschnitte gegenüber der Gegenseite imponierte. Makroskopisch bestanden die typischen Zeichen der linksseitigen transtentoriellen Herniation mediobasaler Schläfenhirnanteile und der unteren Einklemmung.

Die pathologisch-anatomischen Befunde sind in der Abb. 11 dargestellt. Zusammenfassend kann man folgendes feststellen:

Das feingewebliche Bild der linken Großhirnhemisphäre paßte mit seinen stark ausgeprägten Markschäden in Form herdförmig disseminierter konfluierender Koagulationsnekrosen, ausgedehnter zentraler und axialer, teils partieller spongiöser, teils kompletter Demyelinisierungsabschnitte mit Astrogliose, hyalinofibrotischen Wandveränderungen der Gefäße und vereinzelten Diapedesisblutungen, zum Bild des intervallären Strahlenschadens des Gehirns, wie später noch

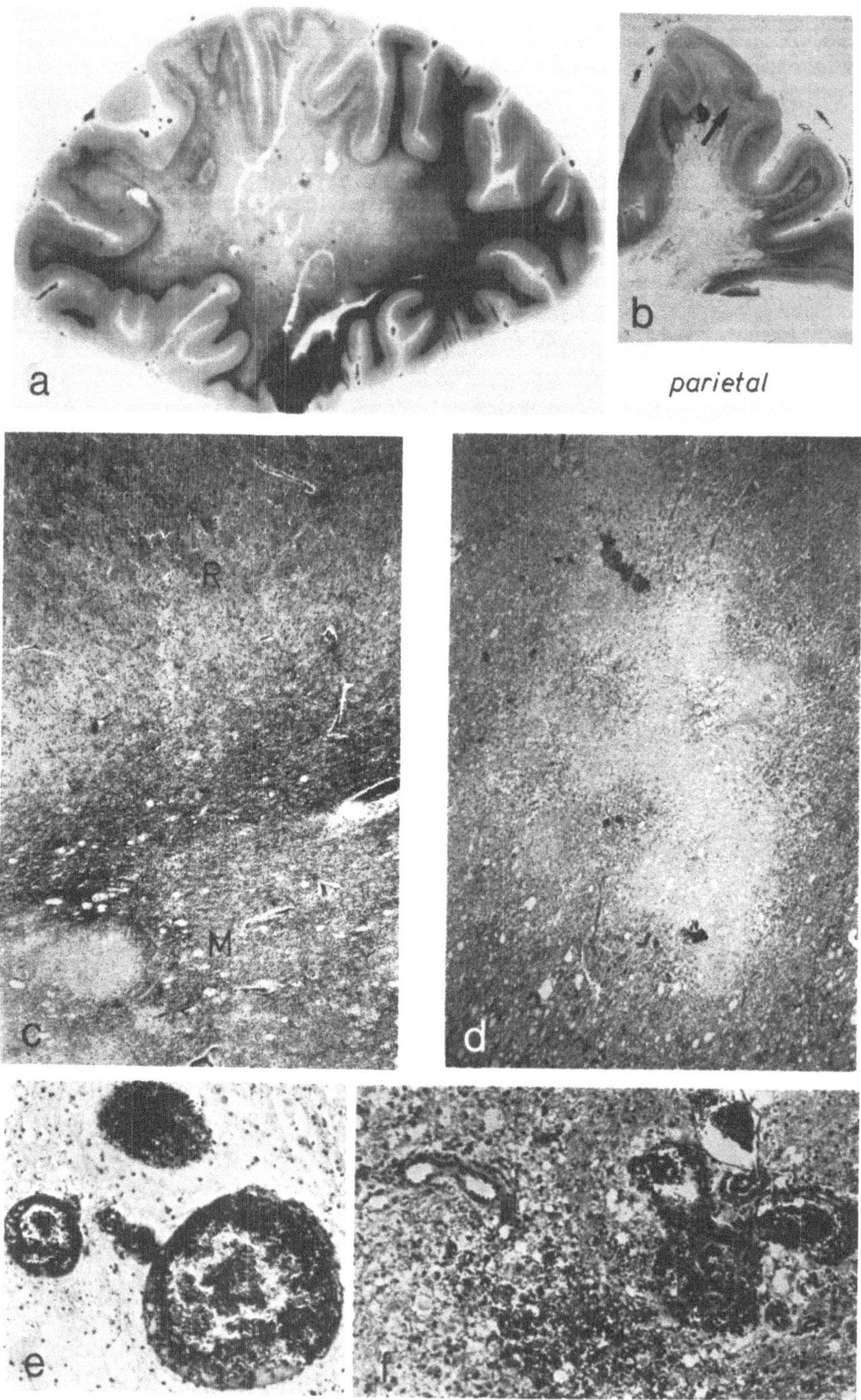
a
b
parietal
R
M
c
d
e
f

anhand der Literatur dargestellt und diskutiert werden wird. Nur wenige Gefäße zeigen nach $1^1/_2$jähriger Entwicklungszeit der Schädigung diskrete plasmatische Wandinfiltrationen mit kongophiler Substanz; plasmatische oder kongophile Gewebsinfiltrationen fehlen noch völlig. Der Gefäßbefund steht, besonders in den partialnekrotischen Markstrahlen, keineswegs immer im adäquaten Verhältnis zum Umfange der partiellen oder kompletten Nekrosen. Erstaunlich gering sind die Gefäßveränderungen sogar in der Hirnrinde, die keine gefäßabhängigen herdförmigen Nekrosen zeigt, was man erwarten sollte, wenn der gesamte Schaden rein gefäßbedingt wäre; dem widerspricht ferner die ausgesprochen selektive Schädigung des Markes. Die beobachteten ischämischen Zellveränderungen sind vielfach frischer als die Markschäden und offenbar erst in der letzten Krankheitsphase im Zusammenhang mit dem allgemeinen raumfordernden Hirnödem entstanden.

Bei ausschließlich vasculärer Genese der Schädigung hätte man eine stärkere Beteiligung der Hirnrinde erwarten müssen, was schon ZÜLCH (1969) verschiedentlich postulierte.

Weiterhin fehlt in dem geschilderten Falle noch vollständig die plasmatische Gewebsinsudation mit homogenen Eiweißsubstanzen, d.h. die kolloide Degeneration, die in den früheren Interpretationen der ersten Beschreibungen intervallärer Strahlenschäden (FISCHER et al., 1930; MARKIEWICZ, 1935) eine so große Rolle spielte. Eine Diskrepanz zwischen Gefäßbefund und Ausdehnung der Markschädigung ist auch nach $1^1/_2$jähriger Überlebenszeit noch deutlich. Thrombotische oder proliferative (Intima) Verschlüsse größerer oder kleinerer Gefäße fanden wir weder makroskopisch noch mikroskopisch. Eine sekundäre Wallersche Degeneration der corticofugalen Bahnen, teils in Abhängigkeit vom Operationsdefekt, teils vom Markschaden, ist bis ins Rückenmark deutlich zu verfolgen. Die starke gliös-mesenchymale Reaktion im linken Mittelhirnschenkel mit einem spongiösen Gewebszerfall und vollständigem Markscheidenverlust läßt an eine Überlagerung der sekundären Degeneration durch eine direkte Strahlenschädigung denken.

◀ Abb. 11 a–f. Ausgedehnte intervalläre Strahlenencephalopathie der linken Großhirnhemisphäre im Anschluß an die Nachbestrahlung eines operierten, beginnend maligne entartenden Astrocytoms (S. 6/76). Beachte die krasse Selektivität des Markes (a) bei gut erhaltener Rinde. In den unteren Rindenschichten (c) findet sich in der Nachbarschaft der am stärksten betroffenen Markstrahlen (b) eine Art ödematöser Randwall, wobei die Neurone überwiegend gut erhalten sind (c = Ausschnitt von b bei →). Es handelt sich nicht um den Typ einer pseudolaminären Nekrose der unteren Rindenschichten wie bei Hypoxämie! Die Marknekrosen reichen bis dicht an die Hirnrinde, ohne die Mark-Rindengrenze zu überschreiten (c) *R* Rinde; *M* Mark. d) Kleinfleckige, nahezu areaktive Koagulationsnekrose im zentralen Marklager; vereinzelte Diapedesisblutungen (e, f) bei insgesamt wenig ins Auge fallenden zum Gewebsbefund und diskordanten Gefäßwandveränderungen; keine kongophile Wanddegeneration

Mit der Gesamtdosis von 5580 rad über 32 Sitzungen verteilt war die obere, statistisch angegebene Toleranzschwelle (s. Abb. 17) noch nicht überschritten. Trotzdem hat sich ein intervallärer Strahlenschaden im bestrahlten Hemisphärenmark entwickelt. Dafür muß eine individuell erhöhte Strahlensensibilität (»Stochastik der vitalen Prozesse«, HUG et al., 1966!) verantwortlich gewesen sein.

Eine dritte Beobachtung soll das Gefälle in Richtung auf eine Dominanz des Gewebsbefundes über den Gefäßbefund fortsetzen.

Fall 3: Bei der 63 Jahre alt gewordenen B.S. war seit 1963 eine Akromegalie mit Diabetes mellitus bekannt. Ein Hypophysenadenom konnte nachgewiesen werden. Da die Patientin eine operative Behandlung ablehnte, wurde sie im Jahre 1973 einer Strahlenbehandlung unterzogen, bei der im Dezember bis Januar 1973/74 eine GHD von 4066 rad konventioneller Gammastrahlen (^{60}Co) über ein frontales Pendelfeld von 4 cm^2 (Abb. 12) in 19 Sitzungen mit maximal 214 rad

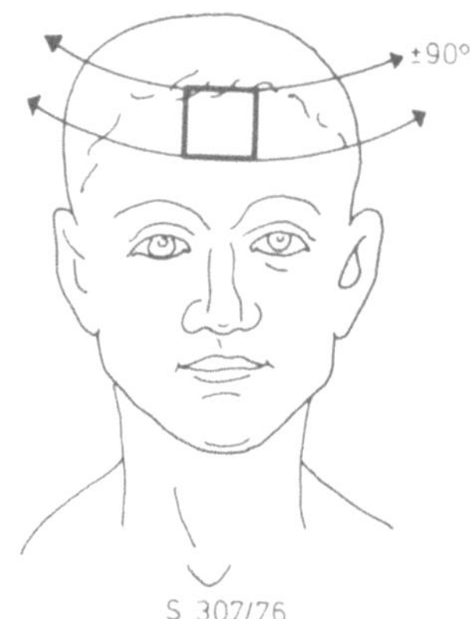

Abb. 12. Feldlage zur Bestrahlung des eosinophilen Hypophysenadenoms im Falle 307/76: Pendelfeld von 4 × 4 cm; GHD 4066 rad ^{60}Co-Gamma und 4000 rad GHD 42 MeV-Photonen in 19 und 20 Sitzungen zu je 214 rad ED

Einzeldosis verabreicht worden war. Da sich bei einer späteren Kontrolle das Hypophysenadenom nicht merklich zurückgebildet hatte, wurde im Dezember bis Januar 1975/76 eine zweite Bestrahlungsserie angeschlossen. Diesmal wurden aus einem 42 MeV-Betatron in 20 Sitzungen 4000 rad GHD über das gleiche Pendelfeld appliziert. Zwei Monate später, im März 1976, verstarb die Patientin zu Hause an einer Herzinsuffizienz mit kurzfristig aufgetretener absoluter Arrhythmie und Herzvorhofflimmern. Eine fachneurologische Untersuchung war in den zwei Monaten seit Ende der letzten Bestrahlung nicht erfolgt; dennoch ist bekannt, daß die Patientin »schon längere Zeit« über Gehunsicherheit (»wackelige Beine«) geklagt hat und schließlich nur noch mit fremder Hilfe gehen konnte. (Genauere Angaben über den Beginn der klinischen Symptome waren nicht zu erhalten.)

Pathologisch-anatomisch fand sich eine mehrzeitig abgelaufene Lungenarterienembolie, die zu einem akuten Rechtsherzversagen bei Rechts-Links-Herzhypertrophie (Herzgewicht 650 g) geführt hatte.

Einschließlich der pathologisch-anatomischen Untersuchungen stellt sich der Fall zusammengefaßt folgendermaßen dar:

Bei der 63jährigen Patientin hat sich nach einer Hypophysenbestrahlung mit zwei Bestrahlungsserien in zweijährigem Abstand und einer GHD von 8066 rad Gammastrahlen eine histologisch relativ frische Schädigung der weißen Substanz der Brücke mit focal-disseminierten, konfluierenden Koagulations-Totalnekrosen und Partialnekrosen mit spongiöser Demyelinisierung entwickelt (Abb. 13, 14 I, II).

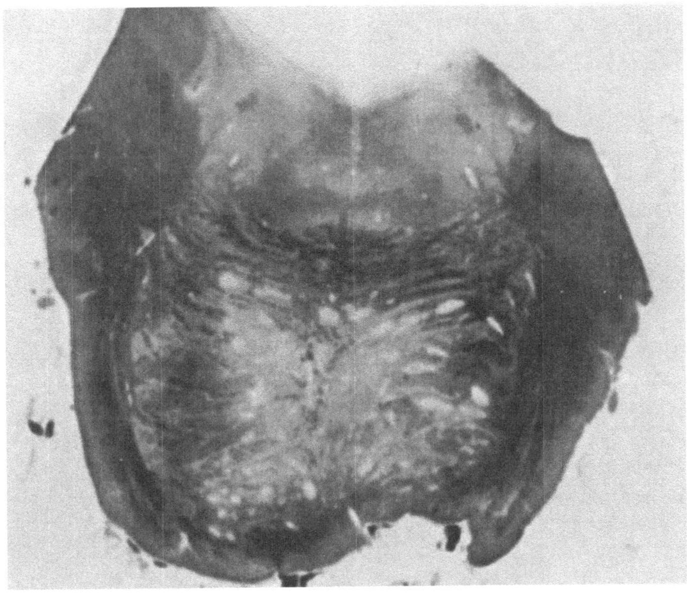

Abb. 13. Ausgedehnte intervalläre Strahlenschäden im Brückenfuß nach Bestrahlung eines eosinophilen Hypophysenadenoms (s. Text)

Aus der Tatsache, daß über den Zeitraum zwischen erster und zweiter Bestrahlungsserie keine exakten neurologischen Untersuchungsbefunde vorliegen, darf man vielleicht schließen, daß die Schäden der weißen Substanz der Brücke zunächst nur ein Ausmaß von geringen klinischen Konsequenzen und möglicherweise erst im Rahmen der zweiten Bestrahlungsserie ihren endgültigen Umfang erreicht haben. Auch wenn über den Zeitraum nach der zweiten

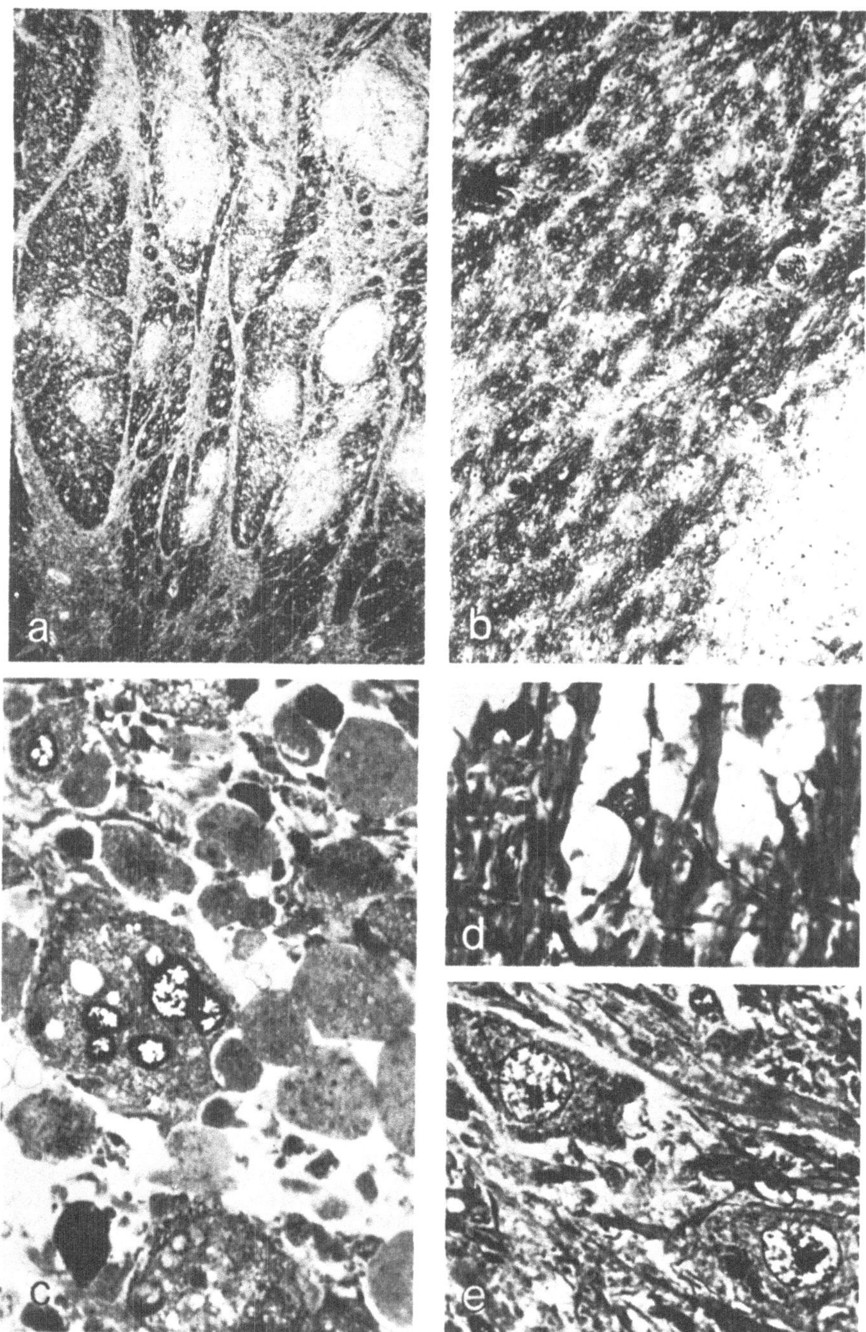

Abb. 14. Tafel 1 a–e. Herdförmige disseminierte Nekrosen, teils Koagulationsnekrosen, teils Partialnekrosen mit spongiöser Demyelinisierung (a). Beachte die auffallende Selektivität der weißen Substanz (Markscheidenfärbung n. Klüver-Barrera, ×25); die Brückenfußneurone sind inmitten der Nekrosezonen oft noch erstaunlich gut intakt (e). b) Übergang von einer Totalnekrose (rechts unten) in ein partialnekrotisches Feld (Klüver-B., ×100. c) Makrophagenaggregationen und Gewebsdebris im Zentrum einer Totalnekrose (semidünn, ×1000). d) Spongiöse Demyelinisierung und regressive Gliakernveränderungen; links oben ein völlig strukturloser hyperchromatischer Oligodendrogliakern; in der Mitte ein Kern mit Kernwandhyperchromatose (semidünn, × 1000)

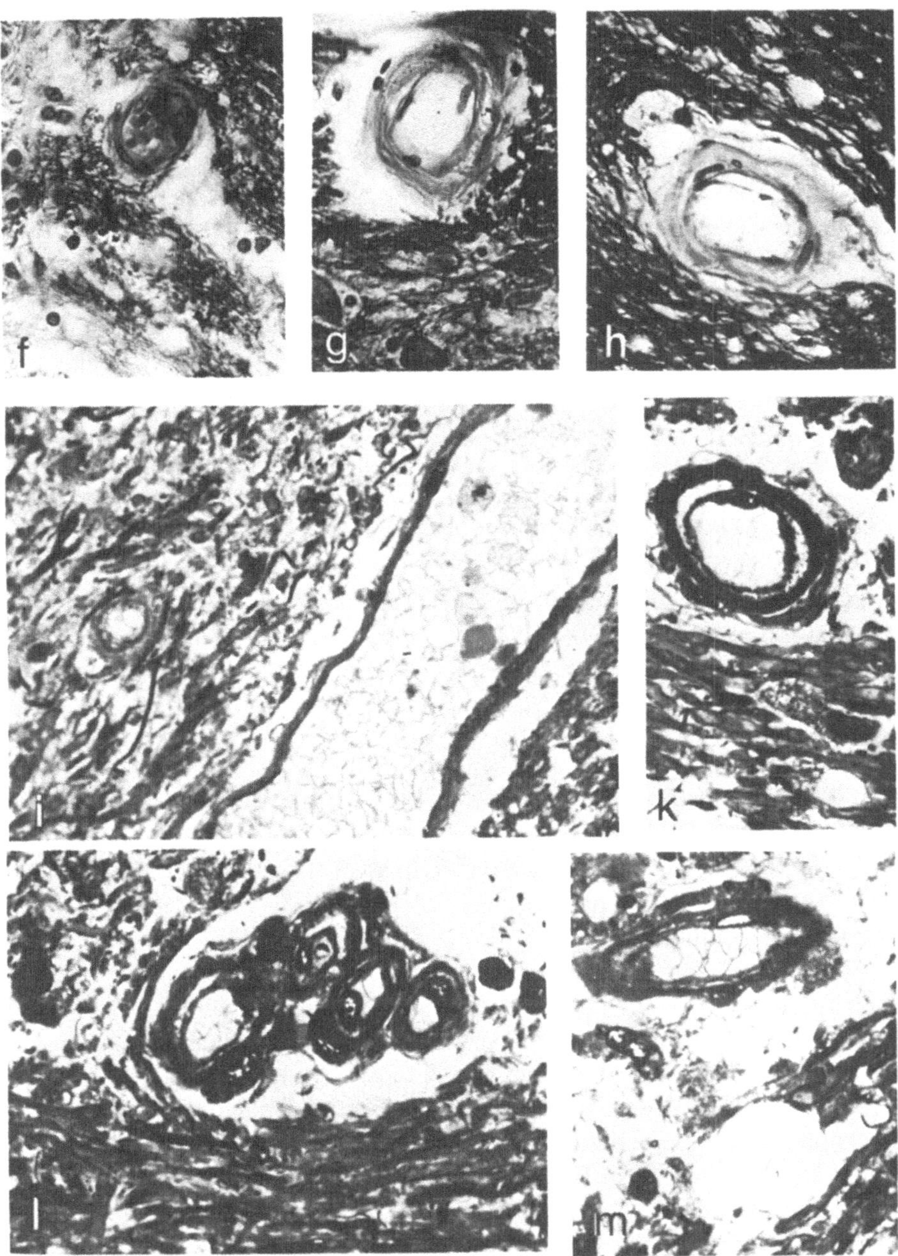

Abb. 14. Tafel 2 f–m. Gefäße im Nekrosegebiet und in der Umgebung: f) ein Gefäß unmittelbar am Rande einer Totalnekrose zeigt, wie viele andere, keine auffallenden Wandveränderungen, ebenso wie die beiden Gefäße in i, die inmitten eines fortgeschritten partialnekrotischen Bezirkes liegen. g) Brückengefäß außerhalb des Nekrosebereiches zeigt eine diskrete Hyalinofibrose der Wand, ebenso wie die Gefäße im völlig intakten Frontalmark (h), offenbar als Folge der komplexen Endocrinopathie mit Hochdruck. k–m) Gefäße aus den Nekrosen mit unterschiedlich ausgeprägten fibrotischen und nekrotischen (m) Wandveränderungen, die auch sekundär, als Folge der Nekrosebildung entstanden sein können. Keine amyloide Wanddegeneration. Die Gefäße neigen gelegentlich zu variköser Konvolutbildung (l)

Bestrahlungsserie ebenfalls ein fachneurologischer Befund fehlt, darf man doch unterstellen, daß die von der Patientin beklagten »wackeligen Beine« mit Gehbeschwerden bis zur Unfähigkeit, sich alleine fortzubewegen, kurze Zeit vor dem Tode Ausdruck neurologischer Ausfälle als Äquivalent der morphologischen Ausfälle in der Longitudinalfaserung der Brücke waren. Die celluläre Reaktion auf die Nekrosen ist, wie in vielen Fällen (s. S. 77), nur äußerst gering. An der Glia überwiegen die regressiven die progressiven Veränderungen. 8066 rad GHD ist eine Dosis, die über dem Toleranzlimit des besonders strahlensensiblen Hirnstammes liegt, wenn man unterstellt, daß möglicherweise der Pendelfocus nicht konstant in der Hypophyse lag. Auch bei Verteilung auf längere Behandlungszeiträume läßt sich die Gesamtdosis nicht folgenlos beliebig über die angegebenen Grenzen steigern (s. S. 80), besonders, wenn es sich z.T. um Hochvoltstrahlen handelt.

Im vorliegenden Falle wären die Schäden der Brücke unter keinen Umständen allein auf eine Gefäßschädigung zu beziehen insbesondere, da strahlenbedingte Gefäßwandveränderungen, eiweißreiches Ödem oder plasmatische Massen nicht nachweisbar waren (Masson-Goldner-Färbung). Die direkte Strahlenwirkung auf die weiße Substanz wird hier, wie in den experimentellen Versuchen von Innes et al. (1961, 1962) besonders augenfällig.

Fall 4: Der im Jahre 1972 bereits ausführlich von Volk et al. beschriebene Fall einer intervallären Strahlenschädigung in der Medulla oblongata einer 60 Jahre alt gewordenen Patientin mit dem klinischen Bild eines Wallenbergsyndroms soll hier nur noch einmal kurz zusammengefaßt dargestellt werden, da auch ihm für die späteren pathogenetischen Überlegungen im Kapitel II/7 eine besondere Bedeutung zukommt.

Wegen eines Tumors des Glomus jugulare (Chemodektom) auf der rechten Seite hatte die Patientin innerhalb eines Zeitraumes von $4^1/_2$ Monaten zwei Bestrahlungsserien mit ^{60}Co-Gammastrahlen, teils unter Stehfeld-, teils unter Pendelbedingungen, erhalten. Die Gesamtdosis betrug 9100 rad. Die später errechnete Belastung der rechten Oblongatahälfte lag bei 6000–8000 rad. Im Intervall von 7 Monaten zur Bestrahlung entwickelte die Patientin typische Symptome eines lateralen Oblongatasyndroms. Insgesamt überlebte sie vom Zeitpunkte der ersten Symptommanifestation an 13 Monate.

Die Untersuchung des Hirnstammes (S. 1428/71) ergab eine rechts dorsolateral gelegene totale Koagulationsnekrose der Medulla oblongata (Abb. 15a) mit starken hyalinofibrotischen Wandveränderungen der kleinen ortsständigen Gefäße, die auch amyloide, kongophile Wandinfiltrationen zeigten (Abb. 15b), ohne daß es indes zu plasmatischen Infiltrationen des Gewebes gekommen wäre. Der hauptsächliche Schaden in der Medulla oblongata wurde von den Autoren noch ganz im Sinne der alten Auffassung als vasculär, auf der Basis dysorischer Gefäßveränderungen entstanden, interpretiert. Für gleichzeitig in den benachbarten Brückenfußabschnitten aufgetretene kleinfleckige spongiöse Partialne-

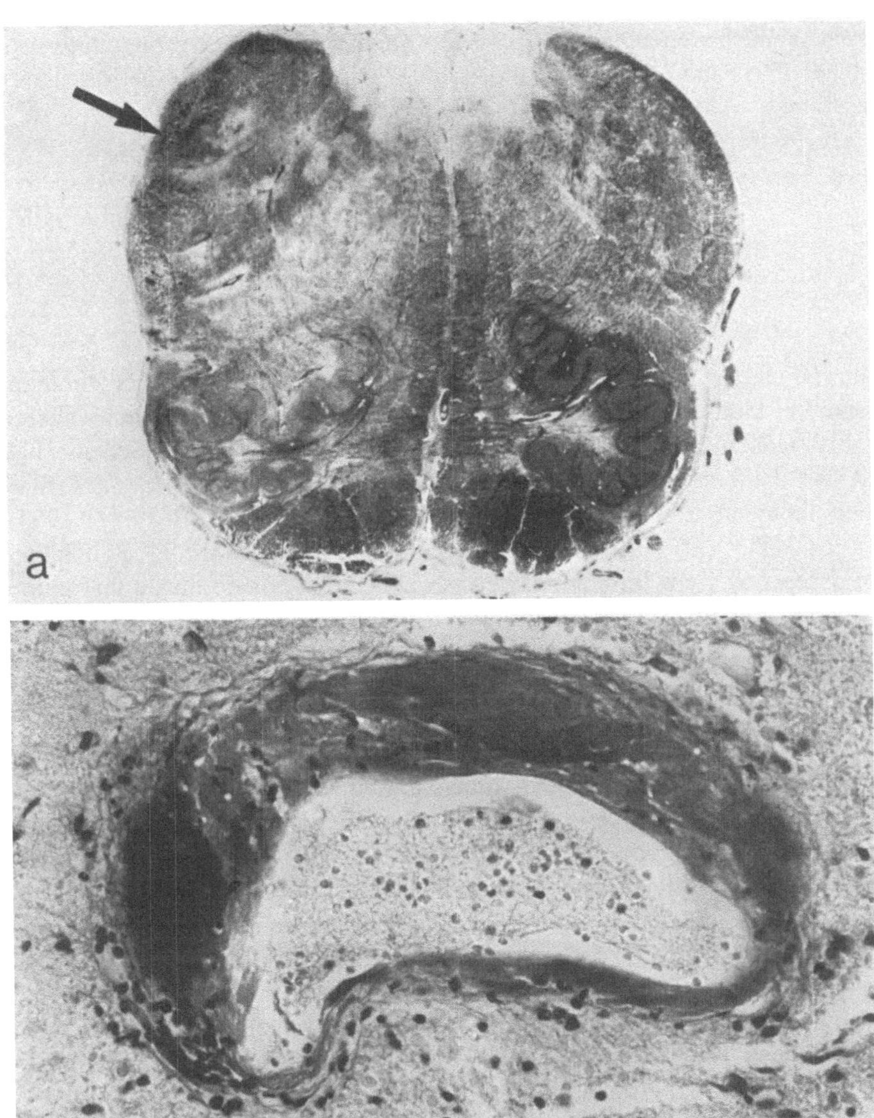

Abb. 15. Intervallärer Röntgenschaden in der Medulla oblongata (S. 1428/71) nach Bestrahlung eines Chemodektomes des Glomus jugulare (a). Dorsolaterale Nekrose in der Medulla (→) in der Lokalisation einer ischämischen Encephalomalazie nach Verschluß der A. cerebelli inferior posterior (Wallenberg-Syndrom) (vgl. VOLK et al., 1972). Einzelne Gefäße in der Koagulationsnekrose zeigen kongophile plasmatische Wandinfiltrate bei unterschiedlich ausgeprägter Hyalinofibrose (b); keine plasmatische Infiltration des Gewebes!

krosen, ähnlich denen im Fall 3 (vgl. Abb. 13), wenn auch quantitativ von geringerem Ausmaß, sahen die Autoren indes keine Möglichkeit einer vasculären Entstehung.

2. Erörterung und Literaturübersicht

a) *Die Latenzphase*

Während man, offenbar in der Annahme fehlender morphologischer Veränderungen bei klinisch stummem Intervall bis zur Manifestation der intervallären Strahlenschäden, der Übergangsphase wenig Aufmerksamkeit geschenkt hat, sind die Fallberichte über manifeste Schäden und Ergebnisse aus ihrer experimentellen Erzeugung bereits sehr zahlreich. Nur BUCHHOLTZ (1967), CÉRVOS-NAVARRO (1964), LIERSE et al. (1970) und ZEMAN (1963) befaßten sich unseres Wissens bislang mit den geweblichen Veränderungen im klinisch stummen Intervall. LIERSE et al. (1970) konnten zeigen, daß diese *klinische Latenzphase* morphologisch keineswegs »stumm« ist. Nach Kopfbestrahlung mit 100–4000 R, wobei sich 100–750 R als die Prädilektionsspanne für die selektiv im Mark gelegenen Spätschäden erwies, sahen die Autoren innerhalb von 1–12 Monaten p.irr. zunächst elektronenmikroskopisch eine Transformation der in der Frühphase nur geschwollenen Mitochondrien der Astrocyten zu Lysosomen. Ferner fanden sich Phagolysosomen mit Lipoideinschlüssen in den Fortsätzen als Ausdruck eines intraplasmatischen Myelinabbaus. Durch beide Vorgänge wurde die phasenhafte Aktivierung der sauren Phosphatasen erklärt. Auch die Zahl der Ribosomen in den Astrocyten war merklich erhöht. Im Rahmen einer latenten Zellinsuffizienz traten in Astrocyten und Nervenzellen fibrilläre und granuläre Elemente auf, wobei gleichzeitig die Fibrillenbildung der Astrocyten mangelhaft war. Die Markscheiden ließen focale Demyelinisierungen erkennen, die durch mononucleäre Elemente, möglicherweise aus den Gefäßen (vgl. auch LIERSE, 1972, und Abb. 5), betrieben wurden. Die Endothelzellen der Capillaren waren teils geschwollen, teils geschrumpft und enthielten fibrinoide Einschlüsse. CÉRVOS-NAVARRO (1964) fand im gleichen Beobachtungszeitraum auch die cytopemptischen Bläschen in den Endothelzellen vermehrt und zudem zahlreiche multivesiculäre Körper innerhalb der Endothelwand der Capillaren. Die capillären Basalmembranen waren verbreitert, und zwar bevorzugt in dem Zwischenraum, der die endotheleigene von der astrocyteneigenen Basalmembran trennt. Der Autor sah in diesen Veränderungen den Ausdruck einer Erhöhung der Permeabiltät der Hirncapillaren im monatelangen Abstand zur Bestrahlung. Die von CÉRVOS-NAVARRO (1964) in einem Zeitraum von 1–3 Monaten p.irr. festgestellten Verdickungen der capillären Basalmembranen betreffen offenbar nur Capillaren in der Randzone von Strahlennekrosen

(McDonald et al., 1968). An strahlengeschädigten Capillaren, die abseits von Nekroseherden lagen, tritt indes nur eine Aufsplitterung ohne Verdickung ein; die Endothelien und Adventitialzellen waren in den Untersuchungen von McDonald et al. (1968) ödematös geschwollen und auch diese Autoren heben eine Zunahme intracytoplasmatischer Vacuolen und Einschlüsse in den Endothelzellen hervor. Ein wesentliches Charakteristikum der Strahlenspätschäden, die starke Proliferation der Astroglia auch in nicht unmittelbar von Nekrosen betroffenen Gebieten, ist bereits in der Frühphase, schon wenige Wochen nach Bestrahlung, nachweisbar, erreicht jedoch erst innerhalb von Monaten ihr Maximum (Brownson et al., 1972).

b) »Strahlenspätschäden« mit früher Manifestation

Unter Berücksichtigung moderner tierexperimenteller Untersuchungen und Fallbeschreibungen mit ähnlichen Befunden, wie in unseren Fällen 2 und 3, muß man gegenüber früheren Darstellungen die Strahlenspätschäden in »frühe« Spätschäden mit einer klinisch stummen Latenzzeit von einigen Monaten bis zu zwei Jahren des Auftretens von neurologischen Symptomen, und »späte« Spätschäden mit Latenzzeiten von über 2 Jahren bis zu 8 Jahren und mehr (Lampert et al., 1974; Zülch, 1963) einteilen; die angloamerikanische Literatur spricht von »early« und »late« delayed reactions (Lampert et al., 1964). Diese Zeitgrenzen sind nicht willkürlich gesetzt, denn die Spätschäden mit Manifestationen vor Ablauf von etwa 2 Jahren unterscheiden sich morphologisch in der Regel erheblich von denen mit Manifestationen nach etwa zweijährigem Intervall und später; die Übergänge zwischen beiden Formen im phänotypischen Bild sind allerdings fließend. Unter diesem Aspekt müssen z. B. die von Scholz et al. (1938) beschriebenen beiden Fälle mit $1^1/_2$jähriger Latenz vom morphologischen Aspekt bereits zu den späten Spätschäden, im Gegensatz zu den Ergebnissen der Hundeversuche von Scholz (1934), gerechnet werden. Mit zunehmender Häufung von Fallbeschreibungen »früher« Spätschäden und Erfahrungen im Tierexperiment muß die ursprünglich von Scholz (1934) und Scholz et al. (1938, 1939) geprägte, vielfach übernommene (van Bogaert et al., 1948; Foltz et al., 1953) Auffassung von der sekundären Natur der Gewebsveränderungen in Abhängigkeit von dominierenden primären chronisch-progredienten Gefäßschäden revidiert werden und neueren, allerdings noch wenig einheitlichen, Hypothesen des Strahlenspätschadens Platz machen, wofür auch unsere Fälle 2 und 3 sowie noch folgende Befunde bei strahlenbedingten Rückenmarkserkrankungen sprechen. Wir werden darauf später (Kapitel II/7) eingehen.

Schon 1934 hatte Scholz bei Hundeversuchen nach Kopfbestrahlung im Abstand von $^1/_4$–$^1/_2$ Jahr und später, im Anschluß an ein unauffälliges Intervall, chronisch-fortschreitende Veränderungen an zahlreichen kleinen Hirngefäßen und Capillaren im Sinne von

Fibrose, Hyalinose und endarteriitischen Erscheinungen gesehen, die z.T. auch Gefäße außerhalb des Bestrahlungsfeldes einbezogen, beobachtet. Die schweren Schäden des nervösen Parenchyms, insbesondere multiple Marknekrosen mit Blutungen, führte er allein auf die Gefäßveränderungen zurück und erachtete sie als »zirkulatorische« (dysorische) Schäden im Sinne plasmatischer Infiltrationsnekrosen.

Dabei stellte Scholz aber ausdrücklich fest (s. S. 782 des Zitats): »Inwieweit nun dieser langsam sich vollziehende Umbau der Gefäßwand mit dem akuten Vorgang der Hirngewebsnekrose in Zusammenhang gebracht werden kann, ist aus dem histologischen Präparat alleine kaum zu erschließen. Sicher ist er nicht der unmittelbare Anlaß dazu.« Eine primäre, strahlenbedingte Schädigung des nervösen Parenchyms lehnte er ab.

Die beiden vier Jahre später mit Hsü (Scholz et al., 1938) veröffentlichten menschlichen Fälle von Strahlenspätschäden des Markes bei Schizophrenen nach etwa $1^1/_2$ Jahren Latenz mit schweren Gefäßwandfibrosen und Ablagerung intramuraler und perimuraler homogener hyaliner, kongorot positiver Substanzen sowie die zahlreichen focalen Gewebsnekrosen schienen ihm Recht zu geben. Markiewicz (1935) schloß sich auf Grund eines Falles mit ähnlich schweren Gefäßwandveränderungen (nach 7jährigem Intervall) der Scholzschen Auffassung von der »zirkulatorischen« bzw. dysorischen Natur der Nekrosen auf der Basis der Gefäßinsuffizienz an und lehnte ebenfalls eine primäre strahlenbedingte Gewebsschädigung ab. O'Connel et al. (1937) widersprachen indes bereits zwei Jahre später dieser Auffassung und betonten, daß Röntgenstrahlen degenerative Schäden sowohl am nervösen Parenchym und an der Neuroglia als auch an den Gefäßen setzen können, ohne daß die Gefäße primär für die Gewebsschäden verantwortlich sein müßten.

An der Amyloidnatur der plasmatischen Gefäßwandinfiltrate und innergeweblichen Extravasate kamen in der Folgezeit mit Häufung der Beobachtungen von intervallären Strahlenschäden in zunehmendem Maße Zweifel auf (vgl. Kahr, 1956), wie auch wir nur in einzelnen unserer Fälle (Fall 1428/71, S. 70; Fall 1, S. 60 und 166/76, S. 92) eine Kongophilie der Ablagerungen nachweisen konnten. Im Falle 483/74 (S. 87) fanden sich ausgedehnte nicht-kongophile homogene Eiweißmassen.

Gelegentlich beschriebene Pseudokalkablagerungen im Gefäßbereich im Zusammenhang mit den strahleninduzierten Gefäßwandveränderungen (Crompton et al., 1961; Boellaard et al., 1962; Zülch, 1963; vgl. auch Dihlmann, 1960) sprechen ebenfalls dagegen, daß es sich bei den Extravasaten stets um Amyloid handelt.

Nach den Untersuchungsergebnissen von Alpers et al. (1933), O'Connel et al. (1937), Wachowski et al. (1945), Kindt (1953), Köhn et al. (1958), Crompton et al. (1961), Bailey (1962), Almquist (1964), Lampert et al. (1959, 1964), Harder (1965), Monro et al. (1968), Becher et al. (1969), Dodson et al. (1971), Schiffer et al. (1971), Brownson et al. (1972), Lierse (1972), Jellinger (1972), Husain et al. (1976) und anderen besteht an der Existenz einer Frühmanifestation des Strahlenspätschadens ohne Dominanz der Gefäßveränderungen, die zwar in gewissem Umfange vorhanden sind, jedoch das Schadensausmaß nicht immer zu erklären vermögen, nur wenig Zweifel (vgl. auch Schümmelfeder, 1962). In den Fällen von Wachowski et al. (1945) mit kurzen Intervallen von wenigen Monaten bis zu fast zwei Jahren spielten, wie aus der Schilderung der Autoren zu entnehmen ist, trotz massiver *Demyelinisierungsschäden* mit freien intracellulären, peri- und intravasculären Neutralfettansammlungen die Strahlenschäden der Gefäße eine geringe Rolle, verglichen mit denen bei den »späten« Spätschäden (vgl. Fischer et al., 1930; Scholz et al.,

1938; KALBFLEISCH, 1947; BOELLAARD, 1962; HENSELL et al., 1969; JELLINGER, 1972). Auch ARNOLD et al. (1954) hatten in ihren Affenversuchen bei den nach 6–8 Monaten eintretenden Spätschäden keine adäquaten Gefäßveränderungen beobachten können. In den von MONRO et al. (1968) beschriebenen Fällen mit kurzen Latenzzeiten lag trotz Entmarkungen und Verlusten an Oligodendroglia nur eine gesteigerte Gefäßdichte ohne nennenswerte Gefäßwandveränderungen vor. Auch beobachteten die Autoren, wie bereits LAMPERT et al. (1959), HARDER (1965) und später BECHER et al. (1969), die Bildung abnormer, grotesker Makrogliaformen innerhalb der recht variabel ausgeprägten perifocalen Astrogliaproliferate, die malignen Tumorzellen (ZÜLCH et al., 1971; HUSAIN et al., 1976) glichen. Berücksichtigt man die experimentell begründete Vermutung von NOETZEL et al. (1964), daß Astrocyten möglicherweise aus fortentwickelter Oligodendroglia entstehen, so könnte es auch durchaus möglich sein, daß die grotesken Makrogliaformen, die wir in keinem unserer Fälle beobachten konnten, geschädigter Oligodendroglia entstammen, die ihre Entwicklung zur Astroglia in atypischer Weise fortgesetzt hat. Ob die großen, monocytären Myelinophagen LIERSES (1972) (Abb. 5) mit diesen Zellen übereinstimmen, geht aus den Interpretationen des Autors nicht hervor. Zumindest legen diese Zellformen den Verdacht nahe, daß es sich bei den frühen Spätschäden um eine progressive Insuffizienz strahlengeschädigter Glia mit Zusammenbruch der von dieser funktionell und nutritiv abhängigen Myelinscheiden, oder um den Ausdruck einer autoaggressiven Reaktion auf das zerfallende Myelin als Antigen (LAMPERT et al., 1959; ZÜLCH et al., 1971) handeln könnte, eine Vermutung, die MARKIEWICZ bereits im Jahre 1935 aussprach.

Schon ARNOLD et al. (1954c) und in jüngster Zeit GERSTNER et al. (1977) haben wahrscheinlich machen können, daß solche glialen Riesen- oder Monstrezellen unmittelbar durch die Bestrahlung induziert werden können.

Daß die Markscheidenuntergänge indes nicht allein in Abhängigkeit von Schädigungen der Oligodendroglia gesehen werden können, haben wir an früherer Stelle schon ausgeführt und begründet (vgl. S. 44). Immerhin sprächen die von manchen Autoren geschilderten Ausartungen mit Übergang in eine prozeßhafte selbständige Entmarkungskrankheit und Übergriff auch auf die nicht bestrahlten Hirnabschnitte (BECHER et al., 1969; ZÜLCH, 1960, 1969; ZÜLCH et al., 1971) für die Interpretation als Autoaggressionskrankheit; die Hypothese würde zudem zur Selektivität des Markes passen (ZÜLCH, 1960; ZÜLCH et al, 1971). In neuerer Zeit betonte HAYMAKER (1968) auf Grund von Ergebnissen aus Affenversuchen erneut die führende Rolle des Gefäßschadens, den er schon in sonst noch unauffälligen Gehirnen fand, auch für die frühe Spätnekrose (vgl. auch ZEMAN, 1949). Auch die Bestätigung weiterer Beobachtungen von Spätnekrosen mit schweren Gefäßveränderungen (PENNYBAKER et al., 1948) in Bestrahlungsversuchen an Kaninchen durch RUSSEL et al. (1949), bei denen histologisch fibrinoide Gefäßwandnekrosen mit Fibrose und obliterierenden Thromben im Vordergrund standen, schienen für eine überragende pathogenetische Rolle der Gefäßschäden zu sprechen. Volk et al. (1972) interpretierten ihre Beobachtung eines typischen »frühen« Röntgenspätschadens der Medulla oblongata mit Wallenberg-Syndrom (vgl. S. 70) noch völlig im Sinne der vasculären Genese über eine plasmatische Infiltrationsnekrose auf dysorischer Basis analog Scholz. Dennoch steht auch in diesem Fall, den wir nachuntersuchten, der Gefäßschaden insgesamt quantitativ hinter der Massivität der Nekrose zurück (Abb. 15) und hatte bei weitem nicht das Ausmaß der Gefäßveränderungen des »späten« Spätschadens (siehe unten) erreicht. Vor allem fehlten plasmatische Gewebsinfiltrate. Für kleinere accessorische Koagulationsnekrosen und spongiöse Demyelinisierungsherde in der homolateralen Seite des Brückenfußes schließlich hielten die Autoren eine vasculäre Entstehung *nicht* für wahrscheinlich und zogen eine direkte Strahlenschädigung mit autoaggressiven Mechanismen analog Zülch in Erwägung. Die Besonderheit dieses Falles — gefäßbezogene und gefäßunabhängige Nekrose unmittelbar nebeneinander — werden in unserer Deutung der Genese der intervallären Strahlennekrose noch eine Schlüsselrolle spielen (s. S. 114).

Zülch (1969) schloß sich der Auffassung von Haymaker (1968) insofern an, als er die Permeabilitätsstörung der Gefäße als einen basalen Prozeß ansah, der über den Austritt gewebsfeindlicher Substanzen zur Gewebsschädigung mit Markscheidenuntergang führe. Im Gegensatz zu Scholz (1934) hielt er jedoch kreislaufbedingte Sekundärnekrosen im Zusammenhang mit der Gefäßumwandlung und Paramyloidausschwitzung für wenig wahrscheinlich, da sie die Selektivität des Markes nicht zu erklären vermögen. Tsuya (1970) hält sowohl einen wesentlichen Einfluß der Gefäßschädigung für den Gewebsschaden wie auch eine direkte Strahlenschädigung des Gewebes für erwiesen, eine Auffassung, der wir uns auf der Basis der noch zu erörternden eigenen Befunde und Überlegungen anschließen möchten (vgl. S. 110ff.).

Schließlich eröffnete die vasculäre Interpretation der frühen Spätnekrose prinzipiell auch die Möglichkeit, die Spätnekrosen als Ödemkrankheit des Markes zu deuten, wie dies Boellaard et al. (1962) angesichts ihrer untersuchten 6 Fälle mit teils kurzen (16 Monate), teils langen (8 Jahre) Intervallen und neuerdings wieder Godwin-Austen et al. (1975) tun. Die Autoren prägten den Begriff des »Spätödems« als Ausgangspunkt für den Spätschaden. Dieser Auffassung widerspricht Zülch (1969) jedoch entschieden, da man das Ausmaß der Gewebsschäden nicht allein auf ein Ödem zurückführen könne, wie dies auch in unseren Fällen 2 und 3 deutlich wird. Die elektronenmikroskopischen Befunde von Franke et al. (1967) und Lierse (1972) (s. S. 45), die eine, nach Meinung der Autoren, ödembedingte intraperiodale Aufspaltung der Marklamellen als Beginn der Markscheidendegeneration beschrieben, könnten demgegenüber die Auffassung Boellaards stützten. Der Theorie des reinen Ödemschadens steht wiederum die Selektivität des Markes mit den Ausfällen der Oligodendroglia und der makrogliösen Entartungen entgegen (Zülch et al., 1971), da sonst auch die vasculär viel besser ausgestattete

Hirnrinde mit der Anoxieempfindlichkeit ihres nervösen Parenchyms stärker beteiligt sein sollte.

c) »Strahlenspätschäden« mit später Manifestation

Bei diesen Formen des Spätschadens mit mehr als zweijähriger Latenzzeit handelt es sich um den klassischen, schon von FISCHER et al. (1930) herausgestellten und von MARKIEWICZ (1935), COCCHI (1953), SCHOLZ et al. (1938), ZEMAN (1949), LOWENBERG-SCHARENBERG et al. (1950), ZÜLCH (1960), BOELLAARD et al. (1962), LAMPERT et al. (1964), MARA et al. (1968), HENSEL et al. (1969) und anderen beschriebenen Schädigungstyp. Wie unser Fall 1 zeigt, ist er in erster Linie gekennzeichnet durch *schwerste Veränderungen der mittleren bis kleinen Gefäße und der Capillaren* in der Hirnrinde und im Marklager in Form einer Wandnekrose mit Fibrose und intramuraler Ablagerung von plasmatischen (kongophilen) Eiweißsubstanzen (FISCHER et al., 1930), die auch in das perivasculäre Gewebe austreten können (Abb. 9). Daneben finden sich multifocale Marknekrosen von unterschiedlicher Ausdehnung und Alter, gelegentlich mit älteren Blutungen. Sie können je nach Alter noch floriden Markscheidenabbau mit reichlich Mikroglia und Fettkörnchenzellreaktion im Herd und perivasculär zeigen, oder auch bereits cystisch gereinigt und unterschiedlich stark gliös vernarbt sein. Pseudokalkablagerungen und echte Verkalkungen können in Gefäßwände und Nekrosen des Schädigungsgewebes auftreten (KÖHN et al., 1958). Die perifocale Gliareaktion ist oft, ebenso wie die Abräum- und Reparationsaktivität, bemerkenswert gering (MARKIEWIECZ, 1935 und andere), woraus sich auf eine häufig strahlenbedingte Insuffizienz der gliös-mesenchymalen Elemente schließen läßt. Nekrosen treten einmal im Bereiche der kolloiden Insudation des Gewebes im Gefäßbereich, aber auch unabhängig von dieser auf. Zahlreiche Untersucher haben auf die lokale Progressivität des spätnekrotischen Prozesses hingewiesen, der, wie oben bereits ausgeführt (s. S. 75), sogar in eine autonome, progressive Strahlenencephalopathie ausarten kann (MARKIEWICZ, 1935; BECHER et al., 1969; HARDER, 1965; SCHIFFER et al., 1971; ZÜLCH, 1956, 1960, 1969; ZÜLCH et al., 1971). Das aus den Gefäßen ausgetretene Amyloid kann die cystischen Hohlräume älterer Nekrosen teilweise ausfüllen, und es erweist sich als nicht abräumbar; dadurch können histologische Bilder einer Fremdkörperreaktion entstehen (MARKIEWICZ, 1935). Das Bild der Gefäße (Abb. 9b) entspricht der *dysorischen Gefäßerkrankung* von SCHÜRMANN et al. (1933), welche die Erstbeschreiber auf ein gewebsfeindliches Verhalten in die Gefäßwand auf Grund eines Permeabilitätsschadens eingedrungenen Blutplasmas zurückführten. MARKIEWICZ (1937) sprach von *kolloider Degeneration* der Gefäßwand, die bei verschiedenen Krankheiten vorkommen kann und nicht strahlenspezifisch ist. Nach diesem Autor beruht die kolloide Umwandlung auf kolloid-chemischen Fällungs- oder Gerinnungsvorgängen in der Gefäßwand als Folge des »Aufeinanderwirkens zweier oder mehrerer Stoffe«, und ist der amyloiden Degeneration in anderen Organen vergleichbar. Diese *kolloide Degeneration* ist nach Markiewicz (1937) streng zu trennen von der Coagulationsnekrose schlechthin. Die »Fällungsreaktion« kann sich auch über die Gefäßwand hinaus ins Gewebe fortsetzen, tritt dort jedoch nie ohne gleichzeitige Gefäßveränderungen auf, was Markiewicz (1937) als Beweis dafür ansah, daß der eine der beiden reagierenden Faktoren in der Gefäßwand enthalten sein müsse. Über die Natur der beiden Faktoren lassen sich auf der Basis moderner Erkenntnisse noch einige Betrachtungen anstellen (s. S. 116). Im Gewebe entsteht infolge des Übergreifens der kolloiden Substanzen eine sogenannte plasmatische Infiltrationsnekrose. Es ist verständlich, daß bei derart schweren Gefäßveränderungen, allerdings nach langen Entwicklungslatenzen (!), das Bild der Parenchymausfälle wesentlich von der Insuffizienz der Gefäße geprägt wird und u. U. noch sekundäre zirkulatorische Schäden im Sinne der Dysorie, wie auch durch thrombotische oder proliferative Gefäßverschlüsse manifestiert sind. Stärkere Beteiligung der Hirnrinde fand sich vor allem in Fällen, bei denen die Kopfhaut wegen Hauttumoren etc. bestrahlt wurde, der Strahlenfocus also an der Kopfaußenfläche lag. Die dabei gefundenen Veränderungen des nervösen Parenchyms sind aber nicht als primäre Strahlenschädigung der Nervenzellen, deren Vulnerabilitätsgrenze weit über den zur Diskussion stehenden Strahlendosen liegt (s. S. 44, 47), sondern als Folgen der vasculären und glialen Schäden zu sehen (Dugger et al., 1954; White, 1975). Bezüglich der in Spätstadien häufiger anzutreffenden Nervenzellschädigungen im Cortex muß zudem auch an retrograde Zellveränderungen und deren Folgen gedacht werden, wenn, wie in einigen Fällen (Becher et al., 1969) zur Markscheidendegeneration, auch massive Axonzerstörungen hinzutreten.

Primäre strahlenbedingte Parenchymschäden des Markes können von den massiven Sekundärschäden durchaus verdeckt werden; dies schließt ihre Existenz jedoch nicht aus; wir kommen darauf zurück.

Zülch et al. (1971) weisen darauf hin, daß die späten Strahlennekrosen mit ihren Gefäßveränderungen, abgesehen von den selteneren autonomen prozeßhaften Verläufen, lange Zeit weitgehend auf das Bestrahlungsgebiet begrenzt bleiben und daher zur Verhinderung lokaler Ausweitung und zusätzlicher klinischer Folgen operativ entfernt werden können (vgl. Boellaard et al., 1962).

Beispielhaft für die Verselbständigung eines Strahlenspätschadens im Sinne einer autonomen progressiven Entmarkungskrankheit scheint der von Malamud et al. (1954) mitgeteilte Fall einer 37jährigen Frau zu sein, die im Intervall von 21 Monaten p. irr. mit 2650 bzw. 2750 r HD auf zwei occipitoparietale Felder einen Strahlenspätschaden entwickelte, der in einer totalen Entmarkung beider Hemisphären unter Einbeziehung des Balkens gipfelte. Die U-Fasern blieben bemerkenswerterweise, wie bei den Leucodystrophien, verschont, und es entwickelte sich auch eine den Leucodystrophien adäquat starke anisomorphe Fasergliose.

d) *Die klinischen Auswirkungen der intervallären Strahlenschäden des Gehirns*

Die *klinischen Auswirkungen* der Strahlenspätnekrosen des Gehirns sind, wenn überhaupt vorhanden, unspezifisch und werden häufig von der Symptomatik der Sekundärfolgen überdeckt. In Fällen mit Hirndrucksteigerung unter dem Bilde des Pseudotumor cerebri (BERNASCONI et al., 1967; MARRA et al., 1968; SASABE, 1968; ZÜLCH, 1960, 1969) ist auch eine Verwechselung mit einem Tumorrezidiv (vgl. BECK-THIERFELDER, 1967; VOLK et al., 1972) möglich, und die Fehleinschätzung löst dann unter Umständen eine Nachbestrahlung statt der vielleicht möglichen operativen Beseitigung des Nekroseherdes aus. Im Rahmen von Spätschäden des Gehirns fanden KRAMER et al. (1972) in Tierversuchen Störungen der Augen- und motorischen Reflexe, generelle Hyperkinesen, generalisierte und focale Aktivitätssteigerungen der elektrischen Spontanaktivität mit vermehrten Spikewellen, höhervoltiger Aktivität und Rhythmusinstabilität sowie eine zunehmende Narkoseintoleranz. Die Autoren sprechen von einem *Syndrom der Spätencephalopathie.* Die gleichzeitig festgestellten EKG-Veränderungen deuten die Autoren als Ausdruck einer subklinischen, langsam progredienten Kardiomyopathie, die als Folge autonomer Imbalance oder Hyperaktivität angesehen wird. Eine langsame Progression der zentral-nervösen Veränderungen halten die Autoren durchaus für wahrscheinlich.

In den mitgeteilten Fällen von Strahlenspätnekrosen beim Menschen mit klinisch-neurologischen Störungen ist das Bild sehr bunt; es finden sich encephalitisartige Symptome, wie Wesensveränderung und abnormes Verhalten (BECHER et al., 1969), Verwirrtheit, Lethargie, Somnolenz, Bewußtseinsverlust (eigene Fälle 1 und 2, CROMPTON et al., 1961; MARKIEWICZ, 1935), delirante Zustände und Korsakow-Psychosen (eigener Fall 1, SCHIFFTER et al., 1971); allgemeine Hirndrucksymptome mit Sehverschlechterung bis zur Amaurose (Stauungspapille), Kopfschmerzen, Vertigo, Nausea, Erbrechen, Reflexsteigerungen, Atemstörungen (MARKIEWICZ, 1935; CROMPTON et al., 1961; BECHER et al., 1969; ALMQUIST et al., 1964) und schließlich Herdsymptome wie Hemiparesen (eigener Fall 2), Parästhesien, motorische Aphasie (eigener Fall 2), Hirnnervenausfälle und focale Krampfanfälle mit schweren EEG-Veränderungen (BECHER et al., 1969) u.a. Pneumencephalographisch läßt sich gelegentlich ein Hydrocephalus internus e vacuo nachweisen (Abb. 8).

e) *Dosisabhängigkeit der Strahlenspätschäden*

Für die praktische Anwendung ionisierender Strahlen im therapeutischen Bereich ist es außerordentlich wichtig zu wissen, wo die Toleranzgrenze des ZNS für Strahlen liegt und ab wann man mit der Entwicklung eines Spätschadens rechnen muß. Frühere Autoren (SCHOLZ, 1934; SCHOLZ et al., 1938; WACHOWSKI et al., 1945; BOELLAARD et al., 1962 und andere) waren nach den ersten schlechten Erfahrungen mit der Bestrahlung von Hirntumoren, vor allem wegen der früher infolge fehlender Meßmöglichkeiten oft viel zu hohen und ungenau applizierten Strahlendosen (vgl. KAPLAN, 1941; WACHOWSKI et al., 1945; BRANDENBURG et al., 1954), sehr skeptisch in bezug auf die Indikation zur Bestrahlung von Tumoren geworden. Dies drückt sich noch eindrucksvoll in der Empfehlung von BOELLAARD et al. (1962) aus, Tumoren nur dann überhaupt nachzubestrahlen, wenn die Überlebenschance ohnehin nicht höher als drei Jahre anzusetzen ist. Mit Hilfe modernerer Verfahren und nicht zuletzt auch dank präziserer technischer Meßvorrichtungen, die eine exakte Dosierung gestatten, hat sich dieser Pessimismus gegenüber der Strahlentherapie von Tumoren des ZNS gemäßigt; die beschriebenen und zitierten Fälle akuter oder intervallärer Schäden bleiben auf das Gros der Bestrahlungen gesehen Ausnahmen. Heute wird die Strenge der Indikationsstellung vielmehr durch die *Art* des Hirntumors geboten (GERHARD et al., 1975). Vor allem die eindrucksvollen Erfolge mit der Bestrahlung von Medulloblastomen im Kindesalter (vgl. KUTTIG, 1974 und andere) haben zu einem völligen Wandel in der prognostischen Einschätzung dieser biologisch äußerst bösartigen Tumoren geführt und bestätigen den Wert der Strahlentherapie auch über die oben zitierten engen Indikationsgrenzen hinaus.

Für die Wirkung einer ionisierenden Strahlung auf das ZNS sind, neben zahlreichen biologischen Faktoren des bestrahlten Gewebes, die individuell sehr variabel sein können, vor allem die technischen Größen *Dosis*, *Dosisleistung* (Dosis pro Zeiteinheit) und der *lineare Energietransfer* (LET, vgl. S. 25) ausschlaggebend. Dosismessungen der effektiven Photonenenergie im Hirngewebe für unterschiedlich energiereiche Röntgenstrahlen wurden von MAILLIE et al. (1972) angegeben. Da die relative biologische Wirksamkeit (RBW) mit dem LET ansteigt, und dieser für verschiedene Strahlenarten sehr unterschiedlich ist, spielt auch die Art der angewandten Strahlung für die Quantität einer Gewebsschädigung eine außerordentliche Rolle. Da weiterhin die Energieabsorption eines Körpers, der von einer Strahlung durchdrungen wird, statistischen Gesetzmäßigkeiten gehorcht (s. S. 25), hängt das Schadensausmaß neben der Art der verwandten Strahlung vor allem von der applizierten Gesamtdosis ab. Auch die Latenzzeit bis zum Eintritt eines Spätschadens zeigt eine Dosisabhängigkeit, wobei sie mit steigenden Strahlendosen abnimmt (vgl. ZEMAN, 1963). Die Abb. 16 zeigt die Dosisverteilung für eine lokale Kopfbestrahlung beim Medulloblastom mit ^{60}Co-Gamma-Strahlen bei Teletherapie in frontaler und occipitaler Feldlage nach KUTTIG (1974, vgl. auch HERBIG et al., 1971). Man sieht, daß die Dosis (in Prozent der Ausgangsdosis) in der Umgebung des

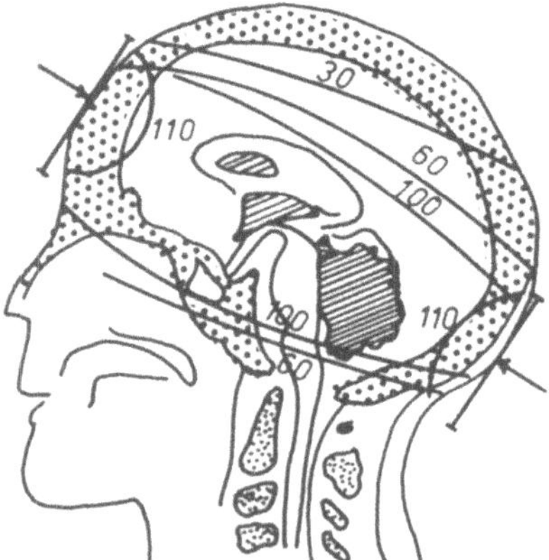

Abb. 16. Dosisverteilung bei Kobalt-60-Teletherapie des Gehirns. (Aus KUTTIG, H., 1974; neugezeichnet), —— Isodosenlinien (rad)

Strahlendurchganges rasch abfällt, so daß das umgebende Gewebe nur geringen Belastungen ausgesetzt ist. Experimentelle Untersuchungen und die Erfahrung haben gezeigt, daß bei Fraktionierung einer erwünschten Gesamtdosis in Teildosen, die in bestimmten zeitlichen Abständen appliziert werden, die Strahlenschädigung des gesunden Gewebes erheblich vermindert werden kann (BERG et al., 1958). Dies liegt einmal an der geringeren Trefferwahrscheinlichkeit bei fraktionierten Dosen, zum anderen daran, daß den Reparations- und Regenerationsmechanismen zwischen den einzelnen Bestrahlungen Zeit eingeräumt wird. Aber auch bei fraktionierten Dosen ist die letztendliche Gesamtdosis nicht unbegrenzt hoch anzusetzen, wie z. B. der auf S. 60ff. beschriebene Fall der 19jährigen Patientin zeigt, die in 7 Bestrahlungsserien innerhalb von 7 Jahren insgesamt 40700 R Röntgenstrahlen erhalten und einen Intervallärschaden entwickelt hatte.

Die Abhängigkeit der Gewebstoleranzgrenze von der Zeit, innerhalb derer die Enddosis erreicht wird, gibt das Diagramm von LINDGREN (1958) (Abb. 17) für das

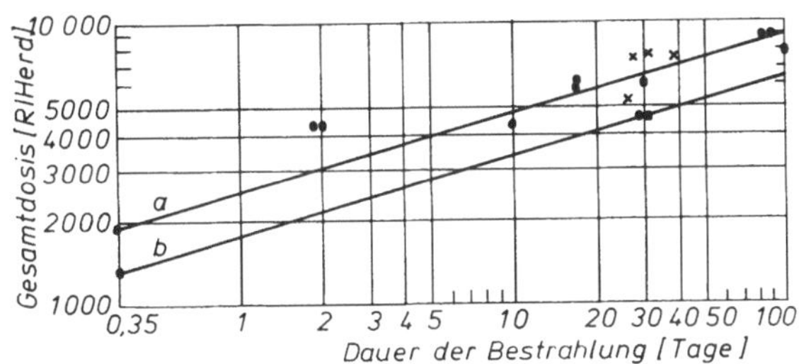

Abb. 17 a und b. Toleranzgrenzen der Strahlenbelastung für das Gehirn in Abhängigkeit von der Fraktionierung (nach LINDGREN, M., 1958): a) Grenze, oberhalb derer sicher Schäden auftreten; b) Grenze, oberhalb derer bereits mit Schäden in Einzelfällen gerechnet werden muß

Gehirn wieder; es zeigt eine lineare Dosis-Zeit-Beziehung. Oberhalb der Linie *a* tritt eine Schädigung sicher ein, oberhalb der Linie *b* muß in Einzelfällen mit einer Schädigung gerechnet werden. Nach KUTTIG (1974) ist für Kinder die Toleranzgrenze um 20% niedriger anzusetzen; sie sollte eine Gesamtdosis von 4500–5000 rad in 6 Wochen nicht übersteigen. VERITY (1968), KUHLENDAHL (1972) und SCHUSTER et al. (1972) weisen darauf hin, daß eine genaue Festlegung der Toleranzgrenzen nicht möglich ist, was aus den außerordentlich variablen Bedingungen von seiten des bestrahlten Organismus, die einen Strahleneffekt erheblich modifizieren können, ersichtlich wird. Diese Variabilität der individuellen biologischen Situation vermag auch das Auftreten von Strahlenspätschäden weit unterhalb der experimentell ermittelten Toleranzgrenzen in Einzelfällen (z. B. FOLTZ et al., 1963) zu erklären. Es sei nur an die Bedeutung der O_2-Spannung im Gewebe und sensibilitätssteigernde Wirkung von Hochdruckerkrankungen erinnert. VERITY empfiehlt beim Erwachsenen eine Dosisrate von 900 rad pro Woche in 4–6 Fraktionen nicht zu überschreiten und die Gesamtdosis nicht höher als 6000 rad anzusetzen. Die Toleranzgrenzen des Hirnstammes und des Hypothalamus liegen niedriger als die des Groß- und Kleinhirns (ARNOLD et al., 1954a; SCHUSTER et al., 1972), so daß hier schon früher Spätschädigungen auftreten. Dies ist sicher vor allem auf den hohen Gehalt des Hirnstammes an myelinhaltigen Fasern zurückzuführen (HOLDORFF et al., 1971).

II. Die chronisch-progrediente Strahlenmyelopathie (sogenannte »Strahlenspätmyelopathie«)

1. Frequenz und Lokalisation des Schadens der in der Literatur berichteten Fälle

Die Frequenz der Strahlenspätschäden des Rückenmarkes wird in neueren Zusammenstellungen und statistischen Auswertungen zwischen 1 und 5% der Bestrahlungsfälle mit Lage des Rückenmarkes im Bestrahlungsfeld angegeben (Busse et al., 1975 — 4%; Coy et al., 1969 — 2,1%; Fletcher et al., 1965 — 3,5%; Maier et al, 1969 — 4,4%; Palmer, 1972 — 2,5%; Phillips et al., 1969 — 2%; Smithers et al., 1943 — 1,5%; Wachtler, 1962 — 1–5%)[1]. In einzelnen Statistiken erreichen die Strahlenspätschäden auch Häufigkeiten von 9, 10 und 12,5% (v. d. Brenk et al., 1968; Friedman, 1954; Locksmith et al., 1968). Dabei spielen die unterschiedliche Art der bestrahlten Malignome und die häufig vom Tumor »geforderten« höheren Strahlendosen, aber auch die geringere Gesamtfrequenz der Beobachtungen mit höherer Stichprobenunsicherheit eine Rolle. Locksmith et al. (1968) nahmen die hohe Zahl von 12,5% Rückenmarkspätschäden zum Anlaß einer Änderung des Therapieschemas. Aus der im Rahmen dieses Kapitels ausgewerteten Literatur konnte der Verfasser eine Zahl von etwa 270 beschriebenen Fällen später Strahlenmyelopathie insgesamt entnehmen. Bei diesen Häufigkeitsangaben muß man berücksichtigen, daß die Frequenz der Beobachtung von Strahlenspätschäden u. a. auch stark von dem Beobachtungszeitraum nach der Strahlentherapie abhängt. Viele Patienten sterben vor Ablauf der Manifestationszeit für einen Strahlenspätschaden an ihrem Grund- oder an Folgeleiden, wodurch die Häufigkeit der präsumptiven Strahlenspätschäden sicher weit über der realen Beobachtungshäufigkeit läge.

Drei Viertel aller Strahlenspätschäden sind im Halsmark lokalisiert (Ahlbom, 1941; Alajouanine et al., 1959, 1961; Baldus, 1966; Boden, 1948; v. d. Brenk et al., 1968; Franke, 1963; Held et al., 1964; Hung, 1968; Itabashi et al., 1957; Jacobson, 1951; Jellinger et al., 1971; Kristensson et al., 1967; Lehmann et al., 1968; Mahlamud et al., 1954; Marty et al., 1973; Mohn, 1957; Palmer, 1972; Pleym-Solheim, 1970; Reagan et al.,

---

1 Die Prozentwerte wurden zum Teil vom Verfasser aus den Angaben der Autoren berechnet.

1968; SCHEIDEGGER, 1960; SCHMIDT et al., 1968; SEBEK et al., 1959; SEITZ et al., 1968; STEVENSON et al., 1945; VAETH, 1965; WACHTLER, 1962; WEINGARTEN et al., 1964; YAAR et al., 1973).

Häufig ist auch das *Thorakalmark* betroffen (ATKINS et al., 1966; BUSSE et al., 1975; COY et al., 1969, 1971; CASTAIGNE et al., 1970; DYNES et al., 1960; EYSTER et al., 1970; FERRERO et al., 1965; FISHER, 1964; FRÖSCHER et al., 1975; JELLINGER et al., 1971; LOCKSMITH et al., 1968; NOETZEL, 1974; PALLIS et al., 1961; PALMER, 1972; PHILLIPS et al., 1969; REAGAN et al., 1968; SCHÜMMELFEDER, 1960; SINNER, 1964; SMITHERS et al., 1943; TSUYA, 1970; VAETH, 1965; VERJAAL, 1964; WATSON, 1959; WEINGARTEN et al., 1964; YAAR et al., 1973), während ein *thorakolumbaler* (MAIER et al., 1969) und *lumbaler* Sitz der Schädigung nur in wenigen Fällen berichtet wurde (FLETCHER et al., 1965; FRIEDMAN, 1954; GREENFIELD et al., 1948; PALMER, 1972); bei den letztgenannten handelte es sich um Bestrahlungen von Hodentumoren. Die Vorzugslokalisation im Hals- und Thorakalmark hat nichts mit einer stärkeren Strahlensensibilität dieser Abschnitte zu tun, sondern sie hängt einmal mit der bevorzugten Bestrahlung von Tumoren des Hals-Brust-Mediastinalbereiches, zum anderen mit den meist höheren Dosen bei Bestrahlung von Tumoren im Halsbereich gegenüber denen anderer Regionen zusammen. Im Halsbereich handelt es sich im wesentlichen um maligne Tumoren des Nasopharyngealraumes, des Kehlkopfes und um dort lokalisierte Lymphknotenmetastasen.

2. Eigene Beobachtungen

In den Jahren 1974 und 1976 gelangten vier Fälle von intervallärer Strahlenschädigung des Rückenmarkes zu unserer Beobachtung, die vor einer weiteren Diskussion der Pathomorphologie der Intervallärschäden analysiert werden sollen.

Fall 1: Der 37 Jahre alt gewordene A.H. wurde ein Jahr vor seinem Tode erstmals wegen eines seit Anfang 1973 bekannten und vorher cytostatisch behandelten Morbus Hodgkin cervikal und mediastinal mit ^{60}Co-Gammastrahlen bestrahlt (s. Abb. 18). Dabei erhielt er 6600 rad OD auf ein ventrales und 2400 rad OD auf ein dorsales mediastinales Stehfeld. Die GHD soll nach Computerberechnung 5049 rad betragen haben. Die Einzeldosen lagen bei 250–300 rad OD pro Sitzung. Etwa zehn Monate nach Beendigung der Bestrahlungsserie, vier Wochen vor dem Tode, entwickelte er eine zunächst spastische, später schlaffe Paraparese und Sensibilitätsstörungen mit Grenze bei D3. Myelographisch ergab sich kein pathologischer Befund, der Liquor war unauffällig. Am 15.3.1976 starb der Patient unter den klinischen Zeichen einer Bronchopneumonie bei radiologisch evidenter Strahlenfibrose der Lunge.

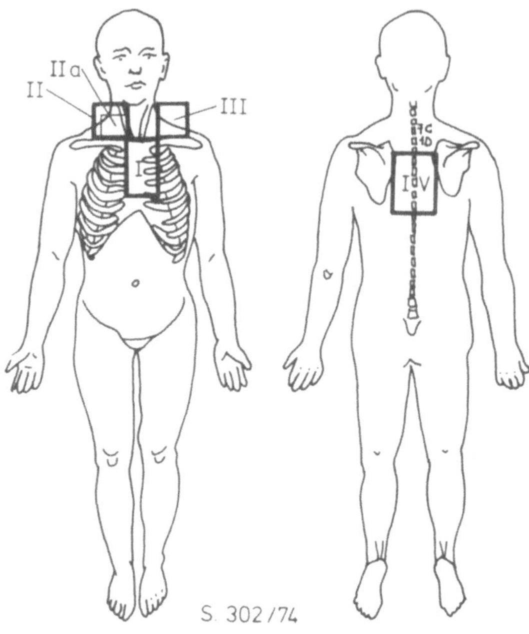

Abb. 18. Bestrahlungsfelder: I = 6600, II/IIa = 6500, III = 5000, IV = 2400 rad OD ^{60}Co-Gammastrahlen. Feld I und IV ergaben zusammen eine berechnete HD von 5049 rad

Eine Ganzkörpersektion wurde von den Angehörigen verweigert; lediglich die Entnahme des Rückenmarkes wurde gestattet.

Auf zahlreichen Schnitten durch die Medulla spinalis (SN 302/76) fanden sich für eine intervalläre Strahlenschädigung typische Befunde in einer Verteilung und Ausdehnung, wie sie die Skizze in Abb. 19 widerspiegelt. Der Schwerpunkt der Schäden liegt im unteren Halsmark; dort findet sich eine große, auf die linksseitigen hinteren Abschnitte ausgedehnte, nahezu areaktive Coagulationsnekrose (Abb. 20a), die an zahlreichen Stellen von ebenfalls weiträumigen Partialnekrosen mit spongiöser Demyelinisierung umgeben ist. Fettkörnchenzellen sind in beiden Nekroseabschnitten äußerst spärlich und dann meist in der Gefäßumgebung zu erkennen. In den partialnekrotischen Bezirken ist die Oligodendroglia untergegangen und auch die Astroglia findet man nur spärlich, mitunter als »nackte« Gliakerne. In der unmittelbaren Umgebung der Herde sieht man wenige, hyperchromatische und oft pyknotische Oligodendrogliakerne und eine nur sehr diskret vermehrte Astroglia. Zahlreiche Axondegenerate treten deutlich in Erscheinung.

Im mittleren Thorakalmark findet sich eine frische Diapedesisblutung in der rechten Clarke-Stillingschen Säule (Abb. 20b). Im rechten Vorderseitenstrangareal sind zwei kleine, isolierte spongiöse Demyelinisierungsherde etabliert; ansonsten zeigt dieser Querschnitt, wie auch weiter unterhalb gelegene, die Zeichen einer absteigenden Degeneration in den Hinterseitensträngen. Im oberen Halsmark liegt ein weiterer spongiöser Markscheidenlichtungsherd im Hinterstrangareal; ferner besteht dort eine beachtliche spongiöse Randlichtung, die deutlich über das sonst gelegentlich zu findende Maß hinausgeht, und die wir auch in den anderen Beobachtungen immer wieder nachweisen können. Sie wird noch Gegenstand der Diskussion sein müssen.

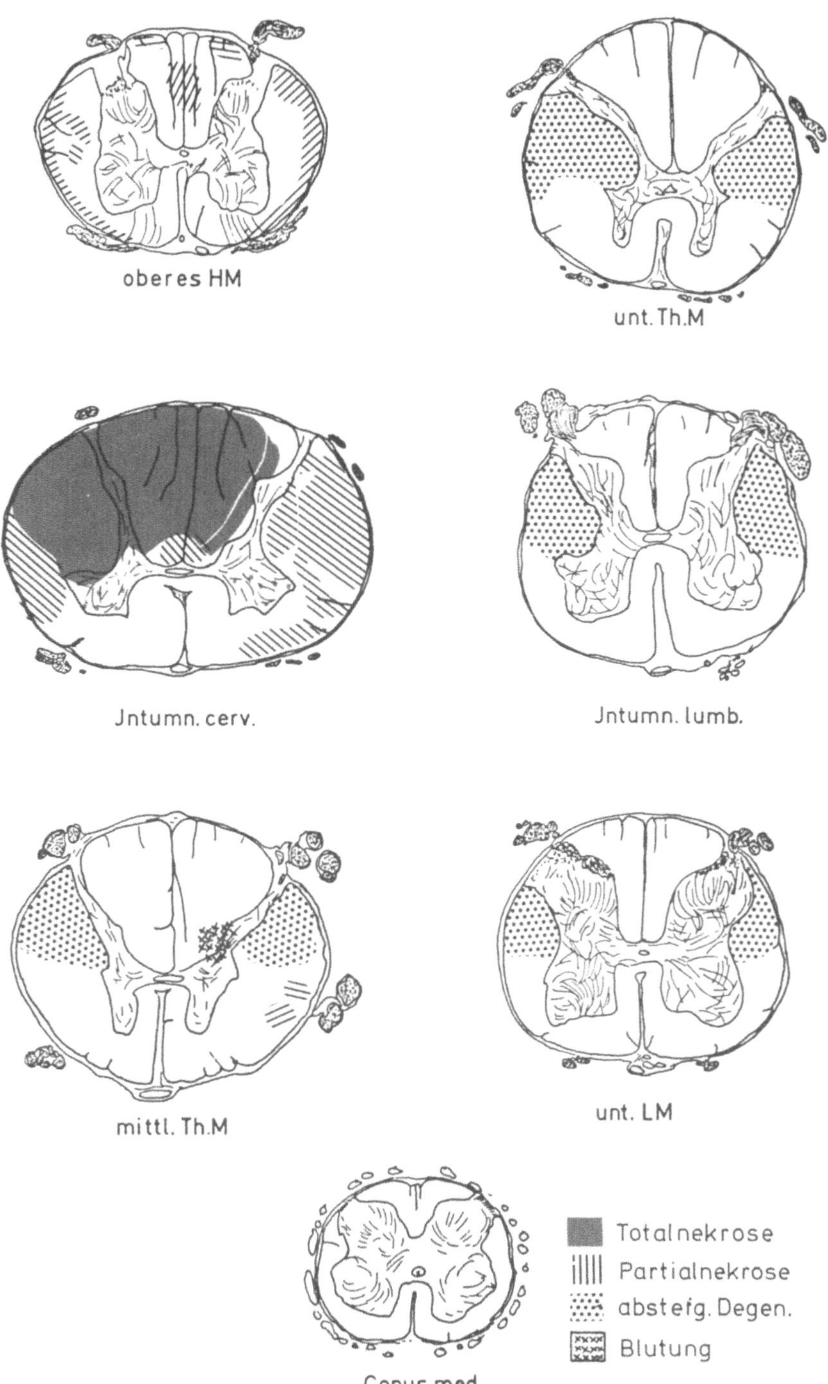

Abb. 19. Verteilungsmuster der Primär- und Sekundärschäden im Rückenmark des Falles S. 302/74 (siehe Text)

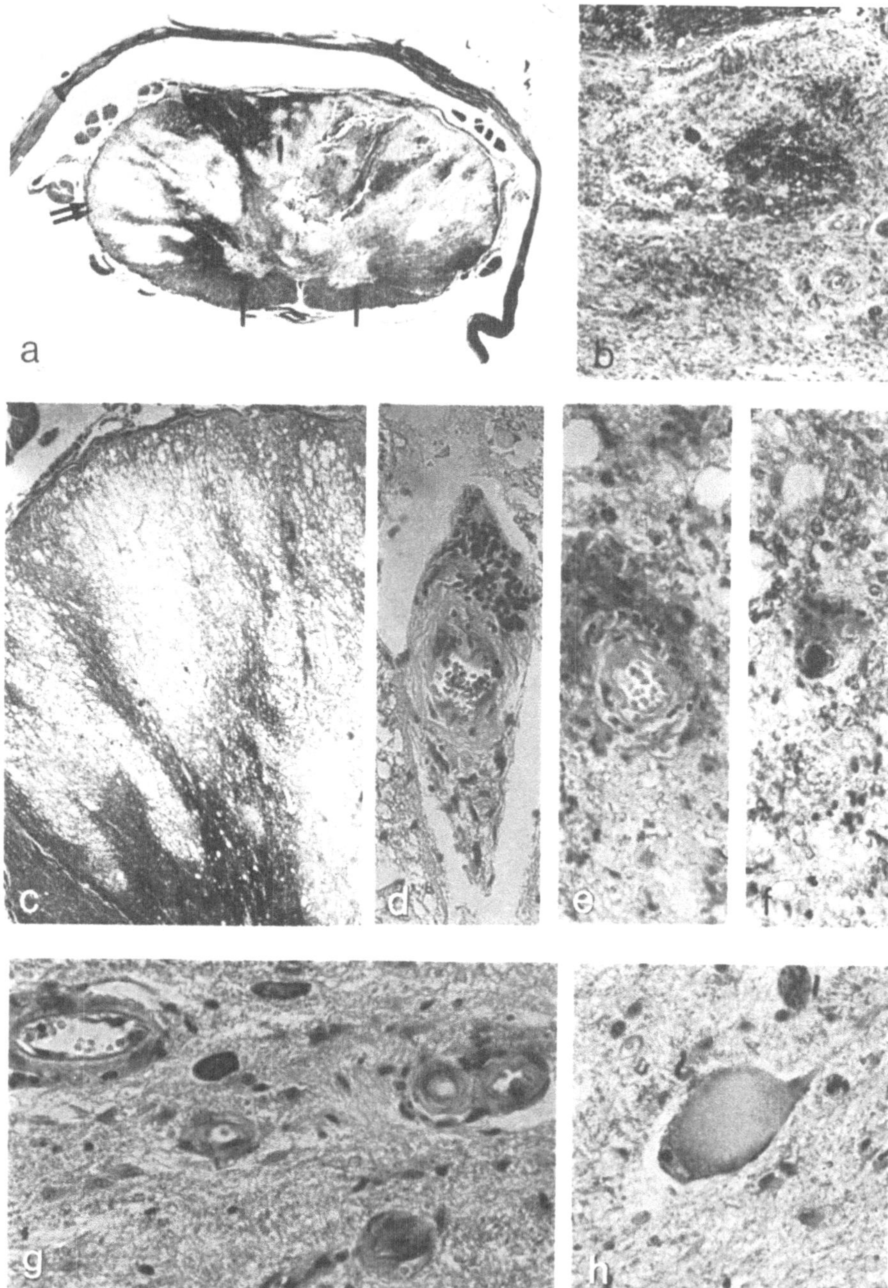

Abb. 20 a–h. Intervalläre Strahlenmyelopathie im Falle S. 302/74: Ausgedehnte Total- und spongiöse Partialnekrosen in den hinteren und seitlichen Abschnitten des Rückenmarkes (Intumnescentia cervicalis) bei gut erhaltenen Vorderhörnern (→) in a; frische Blutung in der linken Clarke-Stillingschen Säule (b); c) Ausschnitt aus a bei →. Die Gefäßwandveränderungen in den Nekrosebezirken sind quantitativ gering, dies vor allem

Die motorischen Vorderhörner sind auf den am stärksten betroffenen Querschnitten in ihrer Gesamtstruktur gut erhalten; gelegentlich bieten die Vorderhornneurone die Zeichen der primären Zellreizung (Abb. 20h) mit Schwellung, Chromatolyse und Randwärtsverlagerung des Kerns. Außerdem erscheint der Zellbestand quantitativ dezimiert. Ausgesprochene ischämische Zellveränderungen sieht man nicht.

In der Coagulationsnekrose zeigen die Rückenmarksgefäße fibrinoide Wandnekrosen und Hyalinofibrosen der Wände ohne Einlagerung plasmatischer Substanzen oder gar Ausschwitzung von solchen in das Gewebe (Abb. 20d–g). Die Gefäße sind meist rubrostatisch, und gelegentlich findet man intravasal kleine fibrinoide, PAS-positive Kugeln, die jedoch nur selten die Gefäßlichtung vollständig verlegen (Abb. 20f). Perivasculär sind meist dicke Manschetten aus amorphem Gewebsdebris mit reichlich Kerntrümmern ausgebildet (Abb. 20e). Thrombotische Gefäßverschlüsse oder obstruktive Endothelproliferationen sind bei der Durchsicht zahlreicher Querschnitte aus allen Regionen nicht nachzuweisen — weder im Rückenmarksinneren noch extramedullär. In den Herden mit spongiöser Partialnekrose sind die Gefäßveränderungen stets minimal; die meist diskrete Hyalinofibrose überschreitet nicht das Maß dessen, was man häufig im Rückenmark älterer Patienten beobachtet, ohne daß gravierende Strukturschäden vergesellschaftet sind. Der Übergang zwischen den Partialnekrosen und der Totalnekrose ist, wie in der Skizze (Abb. 19) angezeigt, fließend, so daß man eine lokale kontinuierliche Fortentwicklung annehmen kann, die durch den Tod unterbrochen wurde.

In allen betroffenen Rückenmarksabschnitten fällt eine kräftige Fibrose der Leptomeninx spinalis auf.

Fall 2: Bei dem 22 Jahre alt gewordenen K.L. wurde im Oktober 1968 eine Lymphogranulomatose festgestellt. Im Februar 1969 war anderenorts eine erste Bestrahlungsserie mit konventionellen Strahlen in nicht eruierbarer Dosierung über 23 Tage durchgeführt worden (bis zum 27.2.1969). Im Zeitraum vom 11.4. bis 28.4.1969 erhielt er eine zweite Serie von insgesamt 6000 R zu je 3000 R HD auf ein supraclaviculares Feld und von ventral und dorsal auf ein mediastinales Stehfeld (Feldgröße unbekannt).

Zwischen und nach den Bestrahlungen wurde mit Endoxan therapiert. Unmittelbar nach der Bestrahlung bestanden die üblichen Schluckbeschwerden, die bald verschwanden. Mitte Oktober 1969 (Latenz $5^1/_2$ Monate) traten dann ein taubes Gefühl in den Beinen und ein Nachschleifen des rechten Beines beim Gehen auf. Anfang 1970 stellte sich eine spastische Paraparese ein; im Liquor war vorübergehend eine Eiweißvermehrung von 98 mg/% nachweisbar. Es wurde ein raumfordernder Prozeß bei D3 vermutet und in der Annahme eines Rezidivs eine erneute Bestrahlungsserie mit Telekobalt in einer Gesamt-HD von 3000 R durchgeführt. Im Juli 1972 hatte sich die neurologische Symptomatik bis zu einer kompletten Querschnittslähmung, deren Höhe klinisch bei D2 bis D4

Fortsetzung der Legende zu Abb. 20

in der Partialnekrose (c); ansonsten mitunter eine Hyalinofibrose der Wand (d, e), die sich auch an Gefäßen der grauen Substanz z.B. der gut erhaltenen Vorderhörner (g) findet. Die motorischen Vorderhornzellen bieten nur gelegentlich das Bild der retrograden Zellveränderung (h). Vereinzelte intravasale fibrinoide Coacervate (f) sind Ausdruck eines präfinal abgelaufenen Schockgeschehens

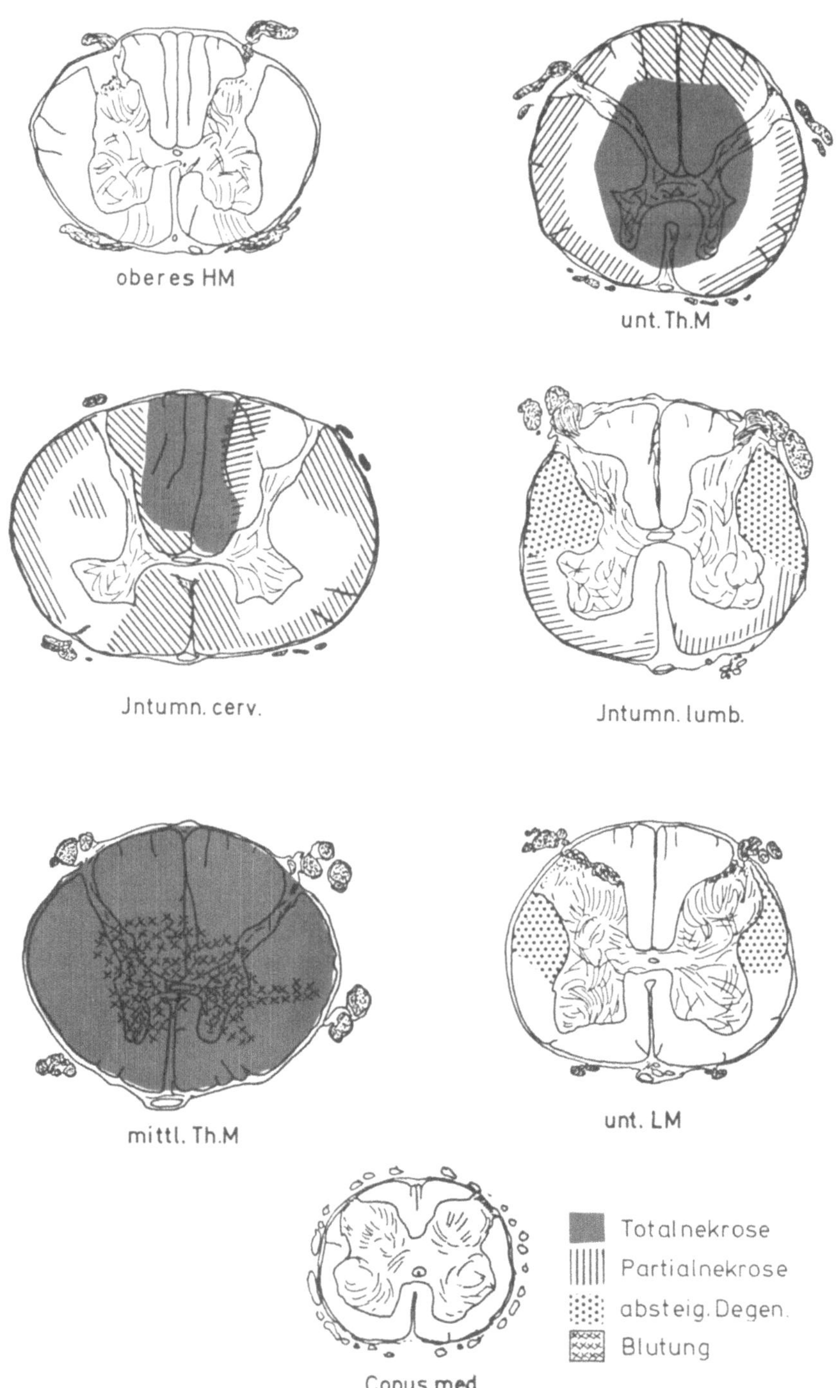

Abb. 21. Verteilungsmuster der Primär- und Sekundärschäden im Rückenmark des Falles S. 483/74 (siehe Text)

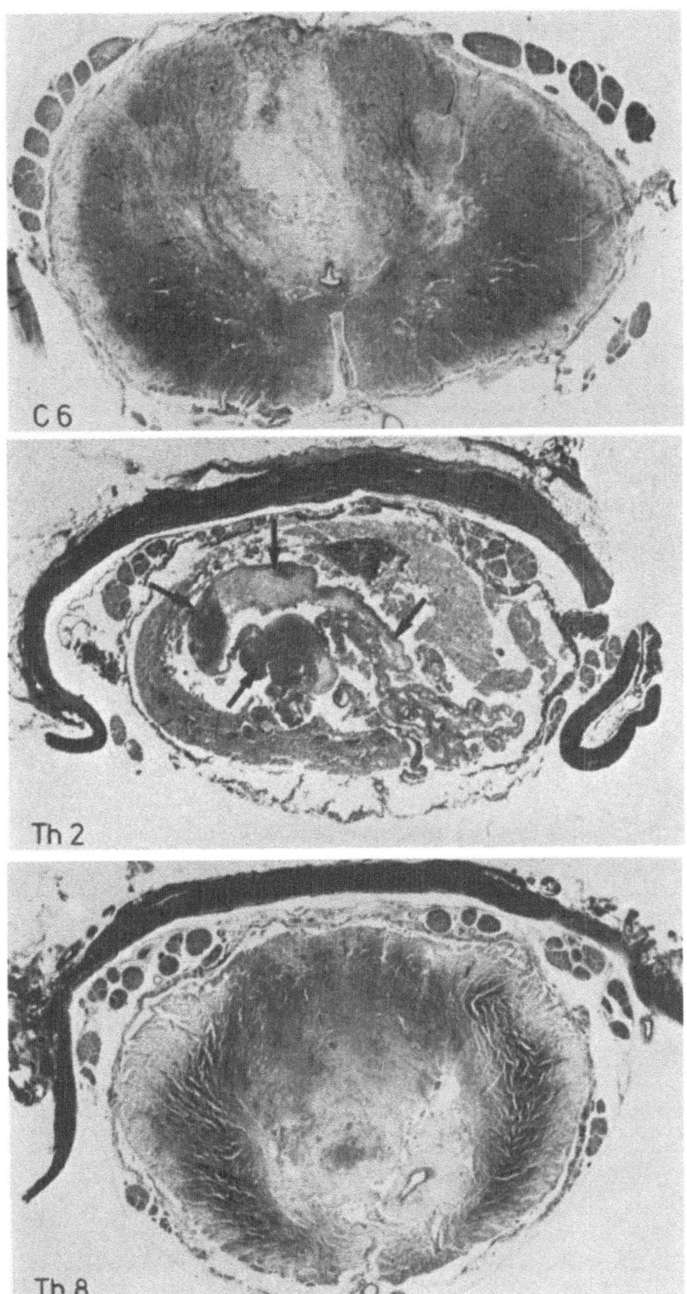

Abb. 22. Tafel 1 a–c. Intervalläre Strahlenmyelopathie im Falle S. 483/74: Koagulationsnekrose im Hinterstrangareal, überwiegend in den Gollschen Strängen (C 6); malazische Totalnekrose mit älterer Blutung (→) im oberen Thorakalmark (Th 2); Partial- und Totalnekrosen in der Umgebung des Zentralkanals bei Th 8; die A. spinalis anterior ist frei! Beachte die ausgeprägte »Randlichtung« (Randnekrose) in C 6 und Th 8

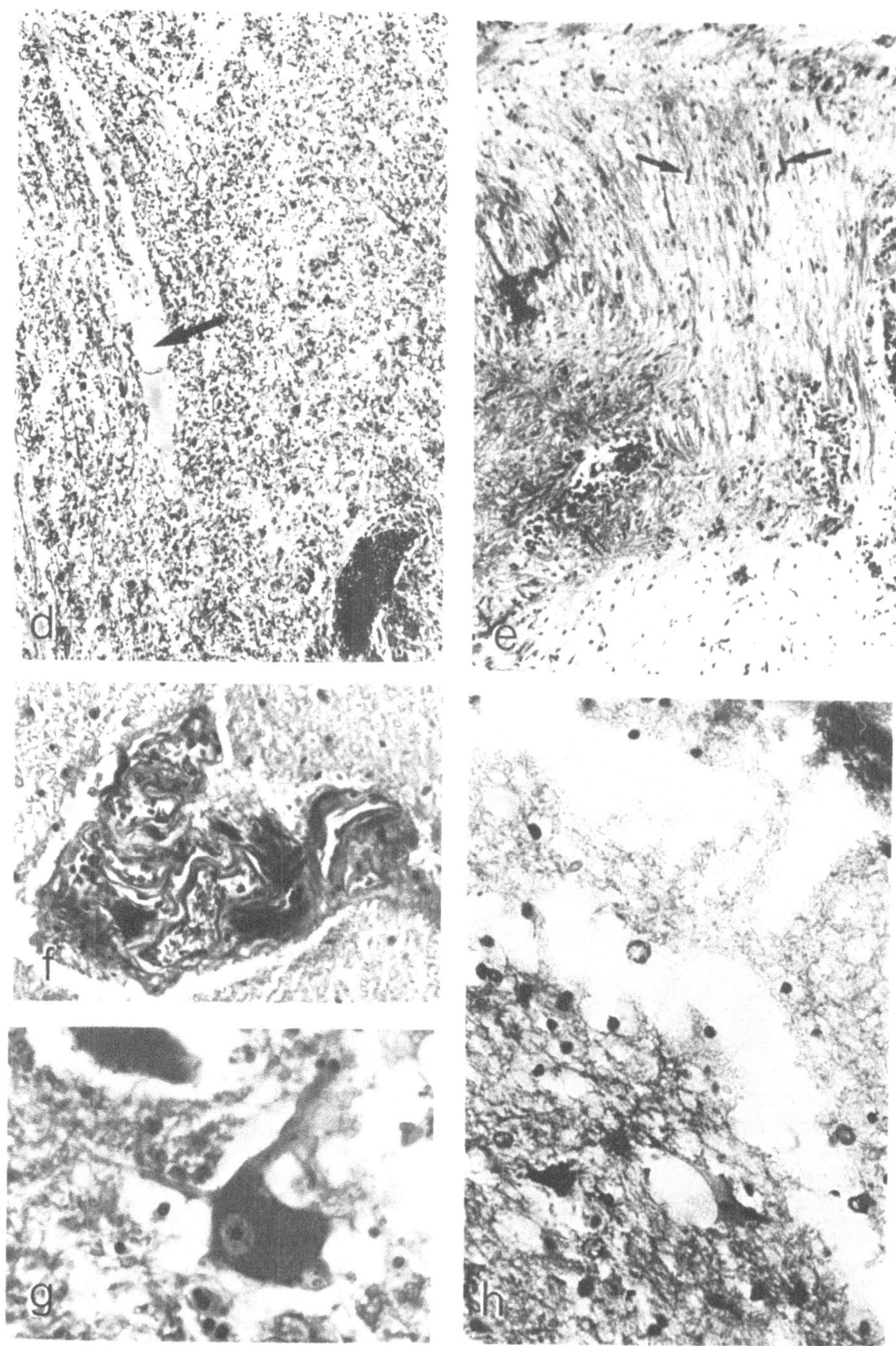

Abb. 22. Tafel 2 d–h. In den partialnekrotischen aufgelockerten Bezirken (Markscheidenfärbung) finden sich gelegentlich perivaskuläre »Pfützen« eines eiweißreichen Ödems (d) in weiten perivaskulären Demyelinisierungszonen (→); im ventralen Hinterstrangfeld

lokalisiert wurde, ausgewachsen. Es bestanden Fußkloni und eine Blaseninkontinenz. Bei der Lumbalpunktion war der Liquordruck erhöht. Am 4.5.1974 verstarb der Patient in einer Rehabilitationsklinik an den Folgen einer Urosepsis bei eitrig-nekrotisierender Pyelonephritis und Urocystitis und verschorfender eitriger Proktitis. Die Überlebenszeit betrug etwa $4^1/_2$ Jahre seit der Erstmanifestation von Symptomen.

Die Untersuchung des Rückenmarkes (SN 483/74) ließ bereits makroskopisch eine subtotale bis totale hämorrhagisch durchsetzte Myelomalazie zwischen C7 und Th8 erkennen. Mikroskopisch finden sich ausgedehnte Gewebsschäden in einer Verteilung, wie sie die Skizze in Abb. 21 und die Abb. 22, Tafel 1, demonstrieren. Im oberen bis mittleren Thorakalmark sieht man eine von einer tagealten Blutung durchsetzte auffallend areaktive Totalnekrose des Rückenmarkes nach Art der Coagulationsnekrose mit nekrotischem Gewebszerfall und Querschnittsverschmälerung, die sich cranialwärts ins Hinterstrangareal und caudalwärts in die zentralen Abschnitte des Rückenmarkes fortsetzt. Neben der Totalnekrose bestehen auch hier wieder ausgedehnte spongiöse Partialnekrosen (s. Abb. 22, Tafel 1) und erhebliche Randlichtungen mit subtotalem bis totalem Markscheidenverlust und teilweisem Verlust der Gewebskontinuität. In den partialnekrotischen Randabschnitten findet sich reichlich karyopyknotische und teilweise karyoklastische Oligodendroglia (Abb. 22, Tafel 2h). Stellenweise, in etwas besser erhaltenen Bezirken, ist die Astroglia proliferiert. Eine Gitterzellreaktion ist in der Totalnekrose nicht entwickelt, während in den weniger betroffenen, partialnekrotischen Abschnitten, besonders der Vorderstränge, einige Gitterzellen zu sehen sind. In den unterhalb der Querschnittszerstörung gelegenen Hinterseitenstrangarealen sieht man eine absteigende Degeneration. Die Gefäße in der Nekrosezone sind wandnekrotisch und zeigen massive Rubrostasen; thrombotische Verschlüsse oder proliferative Lichtungsverlegungen sieht man aber auch hier weder intra- noch extramedullär. Vereinzelt sieht man perivasculär »Pfützen« eines eiweißreichen Ödems (Abb. 22d). Die Wände der intramedullären Gefäße sind in den Zonen der Totalnekrose entweder fibrinoid-nekrotisch oder auch hyalinofibrotisch verdickt und zum Teil plasmatisch infiltriert (Abb. 22f). Plasmatische Substanzen sind auch stellenweise in gewissem Umfange ins umliegende Gewebe ausgetreten, ohne daß jedoch die gesamte Nekrose im Sinne einer kolloiden Degeneration des Gewebes zu erklären wäre. Zudem färben sich die Plasmasubstanzen in der Kongorot-Färbung nicht an, wohl aber geben sie mit PAS eine positive Reaktion, so daß es sich nicht um Amyloid handeln kann. Kleinere Gefäße sind mitunter teleangiektatisch.

Gruppen von Siderophagen in der nekrotischen Umgebung des Zentralkanals auf der Querschnittshöhe Th8 (Abb. 22e) zeigen an, daß es bereits früher zu kleinen Blutungen gekommen sein muß. Im beschriebenen Bezirk findet man auch einzelne Rosenthalsche Fasern (Abb. 22e).

Fortsetzung der Legende zu Abb. 22

(e), in der Nähe des Zentralkanals, Rosenthalsche Fasern (→) und kleine Gruppen von Siderophagen (→) in einer Partialnekrose. Die Gefäße zeigen unterschiedlich ausgeprägte hyalinofibrotische Wandveränderungen mit gelegentlichen plasmatischen, nicht kongophilen Infiltraten (f), wobei das Ausmaß der Veränderungen in f nicht überschritten wird. Die motorischen Vorderhornzellen sind intakt, bis auf vereinzelte Schwellungen mit Chromatolyse (g); in den Randzonen des Rückenmarkes (entsprechend Tafel 1) ausgeprägte degenerative Markveränderungen mit Demyelinisierung, spongiöser Auflokkerung und Pyknosen der Gliakerne (h)

Auf höher gelegenen Halsmarkquerschnitten (C6) ist die Coagulationsnekrose nur noch auf die Hinterstränge und hier im wesentlichen auf die Gollschen Stränge begrenzt. Daneben fällt aber hier, wie auch auf den unteren Thorakal- und Lumbalmarkquerschnitten, die starke Randlichtung des Rückenmarkes auf, die weit über das übliche Maß hinauszugehen scheint und auch quantitativ und qualitativ nicht allein durch aufsteigende Degeneration der spinocerebellären Bahnen im Halsmark erklärbar ist, zumal der gleiche Befund unterhalb der Läsion ebenfalls zu erheben ist (Abb. 22, Tafel 1). Die motorischen Vorderhornzellen haben ober- und unterhalb der totalnekrotischen Querschnitte wenig gelitten; das Neuropil der Vorderhörner ist feinspongiös aufgelockert und vereinzelte motorische Neurone bieten Zeichen der beginnenden primären Zellreizung (Abb. 22g). Im Nekrosebezirk selbst ist die Schmetterlingsfigur durch die ausgedehnte Blutung völlig ausgelöscht.

Fall 3: Die 43 Jahre alt gewordene G.T. litt an einem seit 1969 bekannten Morbus Hodgkin. Im Jahre 1971 und 1974 erhielt die Patientin zwei Bestrahlungsserien mit ^{60}Co-Gammastrahlen und ^{137}Cs-Strahlen auf insgesamt 12 Felder (als Pendelbestrahlung), die z.T. mediastinal, abdominal und lumbal-paramedian sowie supraclaviculär und axillär lagen (s. Abb. 23). Auf die für das Rückenmark

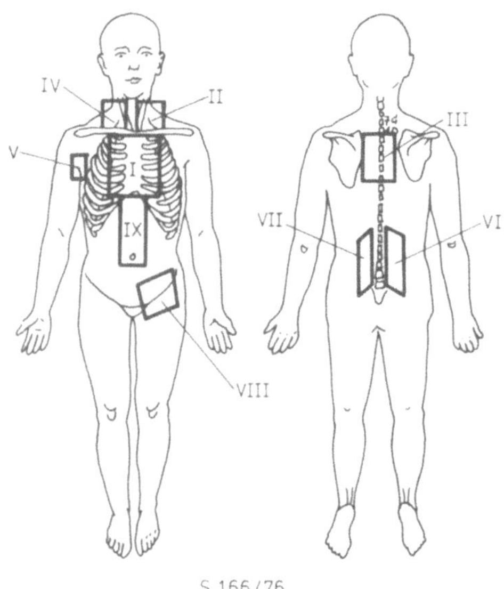

Abb. 23. Bestrahlungsfelder 1971: I = 6000, II = 6000, III = 5100, IV = 5000, V = 6000, VI = 6000, VII = 6000, VIII = 4500, IX = 4500 rad OD ^{60}Co-Gammastrahlung

interessanten Felder verabreichte man in der ersten Serie 1971 Dosen zwischen je 4500 und 6000 rad OD. In der zweiten Serie im Juli 1974 wurden nur Felder bestrahlt, die für das Rückenmark nicht relevant sind. Im August 1974, noch während der zweiten Serie (Intervall ca. 3 Jahre) verspürte die Patientin Schmerzen in den Füßen und Unterschenkeln und stürzte mehrmals, da die Füße beim Gehen »hängen blieben«. Bei einer neurologischen Untersuchung am 16.10.1974 klagte sie über linksbetonte Beinbeschwerden in Form von motorischer Schwäche, Kältegefühl, brennenden Schmerzen und Cutis marmorata. Am 28.10. wurde eine Paraspastik festgestellt. Ferner bestand eine dissoziierte Empfindungsstörung mit Hypalgesie und Thermhypästhesie links, damals klinisch ab D12. Lumbale Luftfüllung und Liquorbefund waren normal. Die Symptomatik verstärkte sich weiter, bis die Patientin im Februar 1976 unter den Zeichen einer über längere Zeit bestehenden, therapieresistenten Hirnschwellung bei Strahlenfibrose der Lunge ad exitum kam (Überlebenszeit 2 Jahre seit Erstmanifestation).

Die Untersuchung des Rückenmarkes (SN 166/76) ergab ein qualitativ gleichartiges Schädigungsbild, wie in den beiden voran beschriebenen Fällen mit einem quantitativen Verteilungsmuster entsprechend der Skizze in Abb. 24.

Im oberen und mittleren Thorakalmark ist eine über das gesamte linke Seitenstrangareal ausgedehnte Coagulationsnekrose, welche Teile des Hinterhorns einbezieht, etabliert. Auf der Gegenseite findet sich im Hinterseitenstrangareal ein ähnlicher, weniger ausgedehnter Befund. Daneben bestehen fleckförmige Partialnekrosen im ventralen Hinterstrangfeld und im Vorderseitenstrangareal bei einer wiederum sehr ausgedehnten spongiösen Randlichtung, welche sich auch auf höher und tiefer gelegene Querschnitte ausdehnt. In der Fettfärbung lassen diese Bezirke perivasculäre Fettkörnchenzellen erkennen. Im unteren Halsmark sieht man nur noch zwei kleinere Herde mit spongiöser Demyelinisierung im ventralen Hinterstrangfeld und im rechten Vorderseitenstrang. Die Pyramidenbahnareale des unteren Thorakal- und Lumbalmarkes zeigen eine absteigende Degeneration, die nicht immer klar gegen die starke Randlichtung mit spongiöser Demyelinisierung abgehoben ist; beide Vorgänge scheinen sich hier zu überlagern (Abb. 25).

In der linksseitigen Nekrosezone im oberen bis mittleren Thorakalmark (Abb. 25a) ist die graue Schmetterlingsfigur nur noch sehr undeutlich abgegrenzt; die motorischen Vorderhornzellen sind jedoch intakt. Vereinzelt bieten sie Zeichen der primären Zellreizung. Innerhalb der vollständigen Gewebsverödungsbezirke sieht man unterschiedlich ausgeprägte dysorische Gefäßwandveränderungen und diskrete herdförmige »Ausschwitzungen« von congophilem Material (Abb. 25c), welches sich auch in einzelnen fibrotisch veränderten Gefäßwänden nachweisen läßt (Abb. 25b) und völlig areaktiv in der Nekrose liegt. Gefäßverschlüsse fehlen; die Gefäße sind strotzend hyperämisch. Auch in diesem Falle muten, trotz der langen Überlebenszeit, die plasmatischen Gefäßwandveränderungen und die plasmatische Infiltration des Gewebes im Vergleich zur Ausdehnung der Nekrose gering an, so daß zumindest der kolloiden Degeneration für die Entstehung der Nekrose nur eine geringe Bedeutung beigemessen werden kann. In den partialnekrotischen Abschnitten ist der Gefäßbefund vollends minimal; z.T. finden sich hier noch kernreiche fibrotische Wandverdickungen. Perivasculär sind Fettkörnchenzellen in meist diskreter Form abgelagert. Die Leptomeninx ist kräftig fibrotisch.

Die spongiösen Markscheidenverluste lassen sich z.T. noch in den hinteren Rückenmarkswurzeln nachweisen, wobei im Silberpräparat auch Axonausfälle evident werden. Reste einer lymphogranulomatotischen Beteiligung der Rückenmarkshäute sind nur noch vereinzelt in Form diskreter perivasculärer Rundzellansammlungen der pialen Gefäße mit Kernpyknosen, -klasien und Zusammensinterung von Kernchromatin zu erkennen.

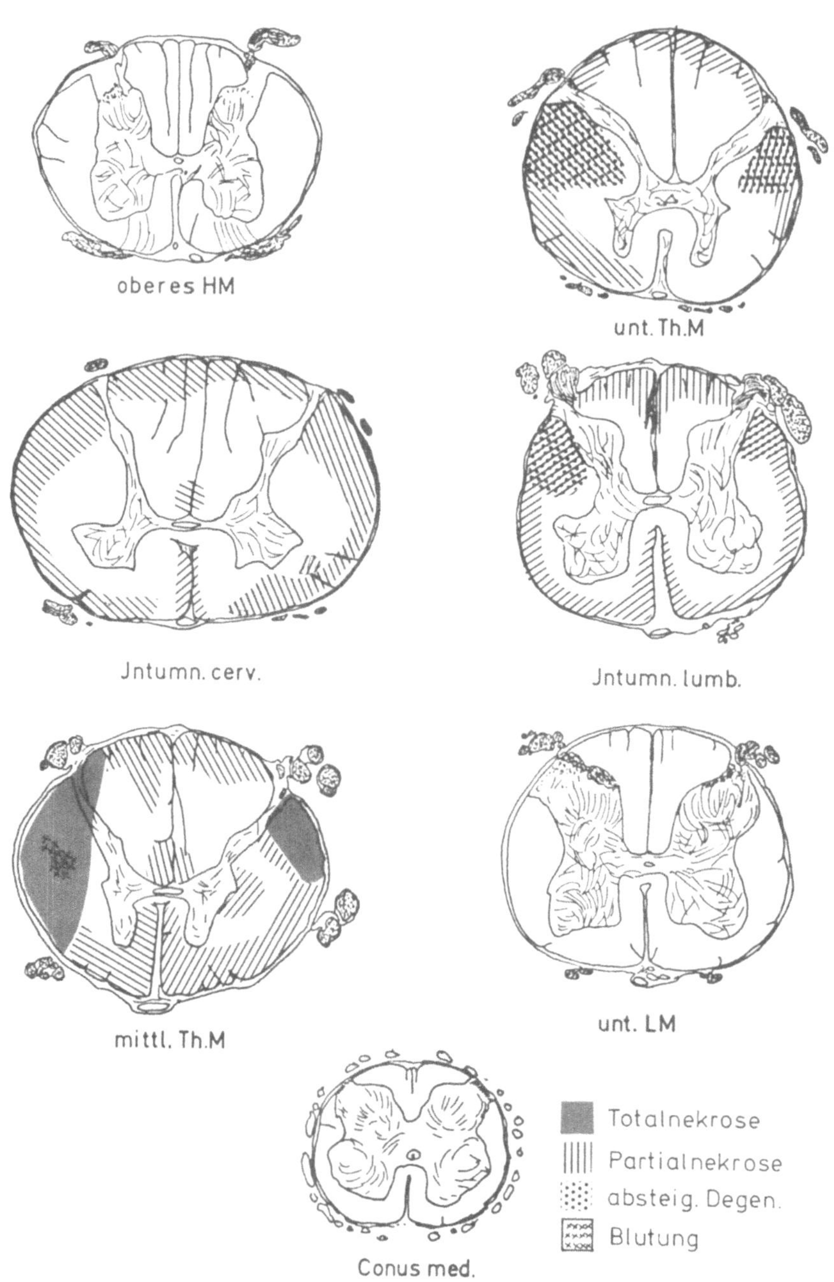

Abb. 24. Verteilungsmuster der Primär- und Sekundärschäden im Rückenmark des Falles S. 166/76 (siehe Text)

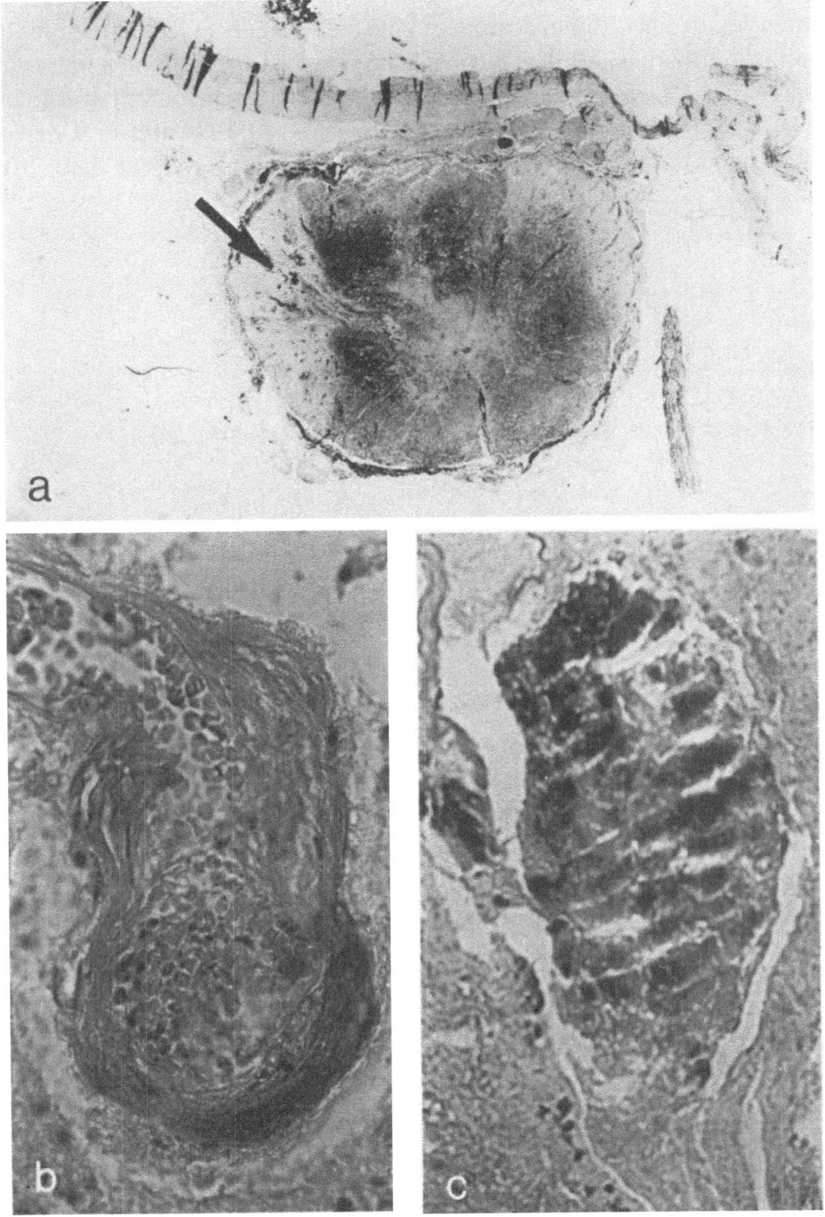

Abb. 25 a–c. Rückenmarkschäden im Falle S. 166/76: Querschnitt durch das mittlere Thorakalmark mit Koagulationsnekrosen, links im Bild eine ganze Seite nahezu einnehmend und rechts oben in geringerer Ausdehnung (a) (Markscheidenfärbung). Einzelnes Gefäß mit kongophiler Wanddegeneration (b) und kongophiler plasmatischer Gewebsinfiltration an benachbarter Stelle (c) bei → in a (Kongo-rot)

Fall 4: Bei der 51 Jahre alt gewordenen W.Z. war im Jahre 1970 eine Ablatio mammae wegen eines Mammacarcinoms mit anschließender lokaler Bestrahlung (Dosis nicht eruierbar) erfolgt. Wegen des Auftretens von multiplen Metastasen mit spontaner Oberschenkelfraktur und Wirbelsäulenokupation wurde vom 24.9.1973 bis 8.11.1973 und vom 15.8.1974 bis 4.10.1974 in zwei Serien eine Gammatronbestrahlung auf insgesamt acht Felder durchgeführt (s. Abb. 26). In

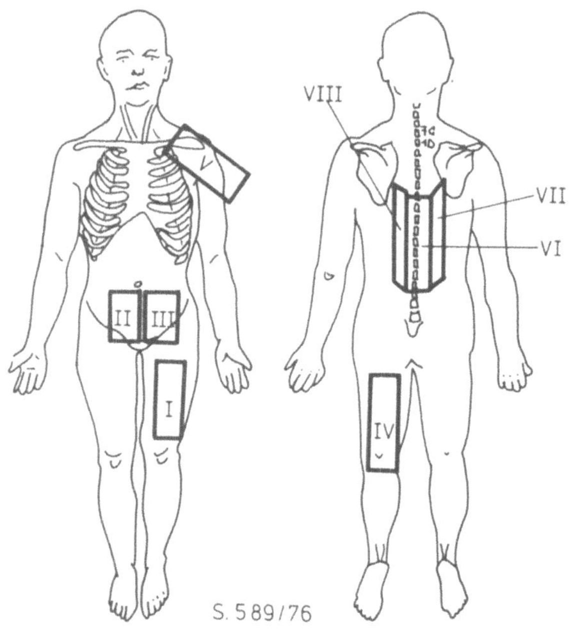

Abb. 26. Bestrahlungsfelder: I = 7800/5538, II = 1200/624, III = 1200/624, IV = 8400/6924, V = 6000/4320, VI = 6000/3600, VII = 6300/6135, VIII = 6200/5970 OD/HD

der zweiten Serie wurden ein dorsales Wirbelsäulenfeld von 18 × 6 cm und zwei rechts und links paravertebral angrenzende Felder von 18 × 5 cm bestrahlt. Die in zahlreichen Sitzungen mit maximalen Einzeldosen von 300 rad OD (180 rad HD) verabreichten Gesamtdosen betrugen 3600 rad HD auf das Wirbelsäulenfeld und 6135 rad bzw. 5970 rad auf die angrenzenden paravertebralen Felder. Im April 1975, d.h. 7 Monate nach Ende der zweiten Bestrahlungsserie, hatte sich das klinische Vollbild einer intervallären Strahlenmyelopathie ausgebildet. Neurologisch bestanden eine schlaffe Paraplegie der Beine, ein sensibler Querschnitt mit zunächst hyperpathischer Zone in Höhe von D4 und darunter Sensibilitätsverlust für alle Qualitäten sowie schließlich Blasen- und Mastdarmfunktionsstörungen. Am 26.6.1976, insgesamt 14 Monate nach Manifestation des klinischen Bildes, verstarb die Patientin im toxischen Herz-Kreislauf-Versa-

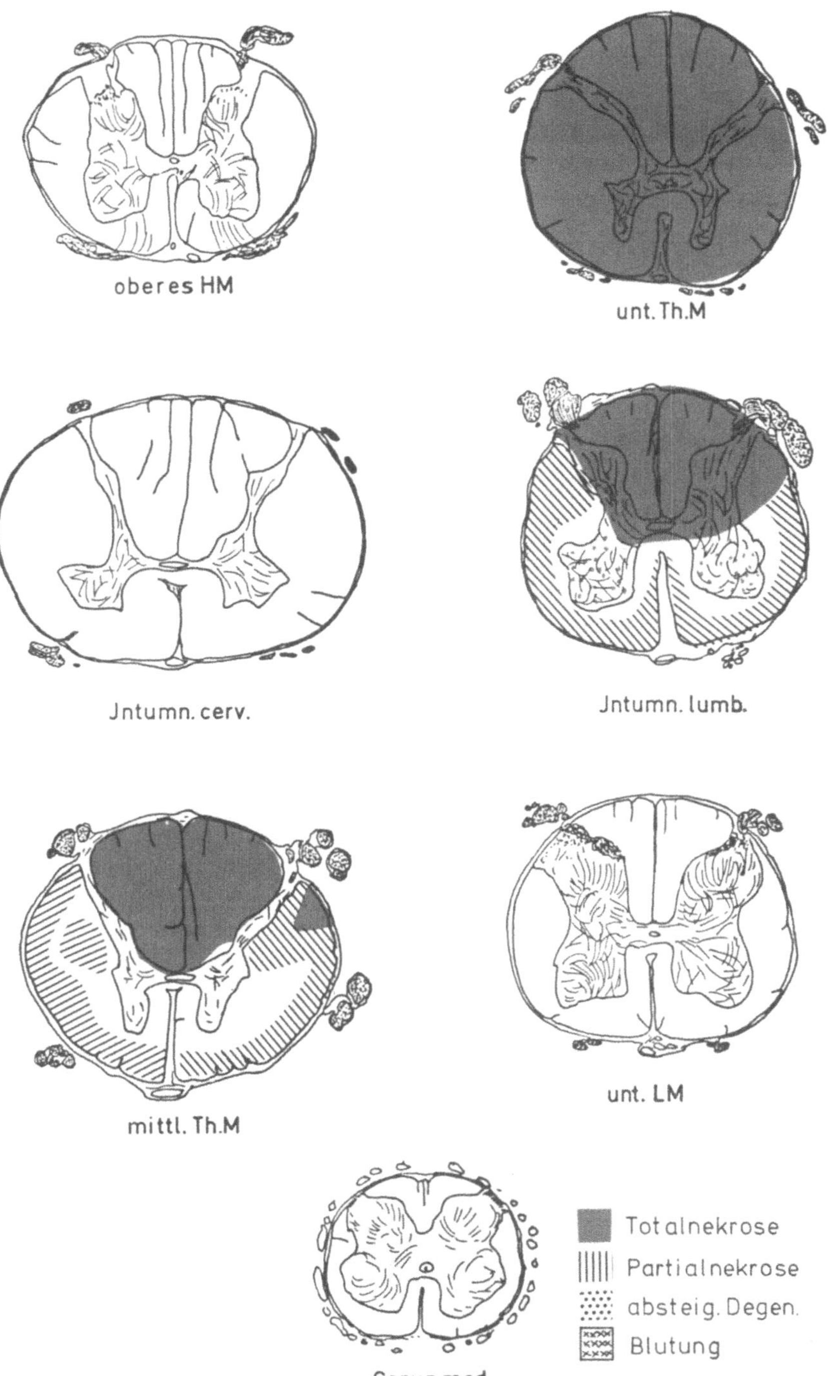

Abb. 27. Verteilungsmuster der Primär- und Sekundärschäden im Rückenmark des Falles S. 589/76 (siehe Text)

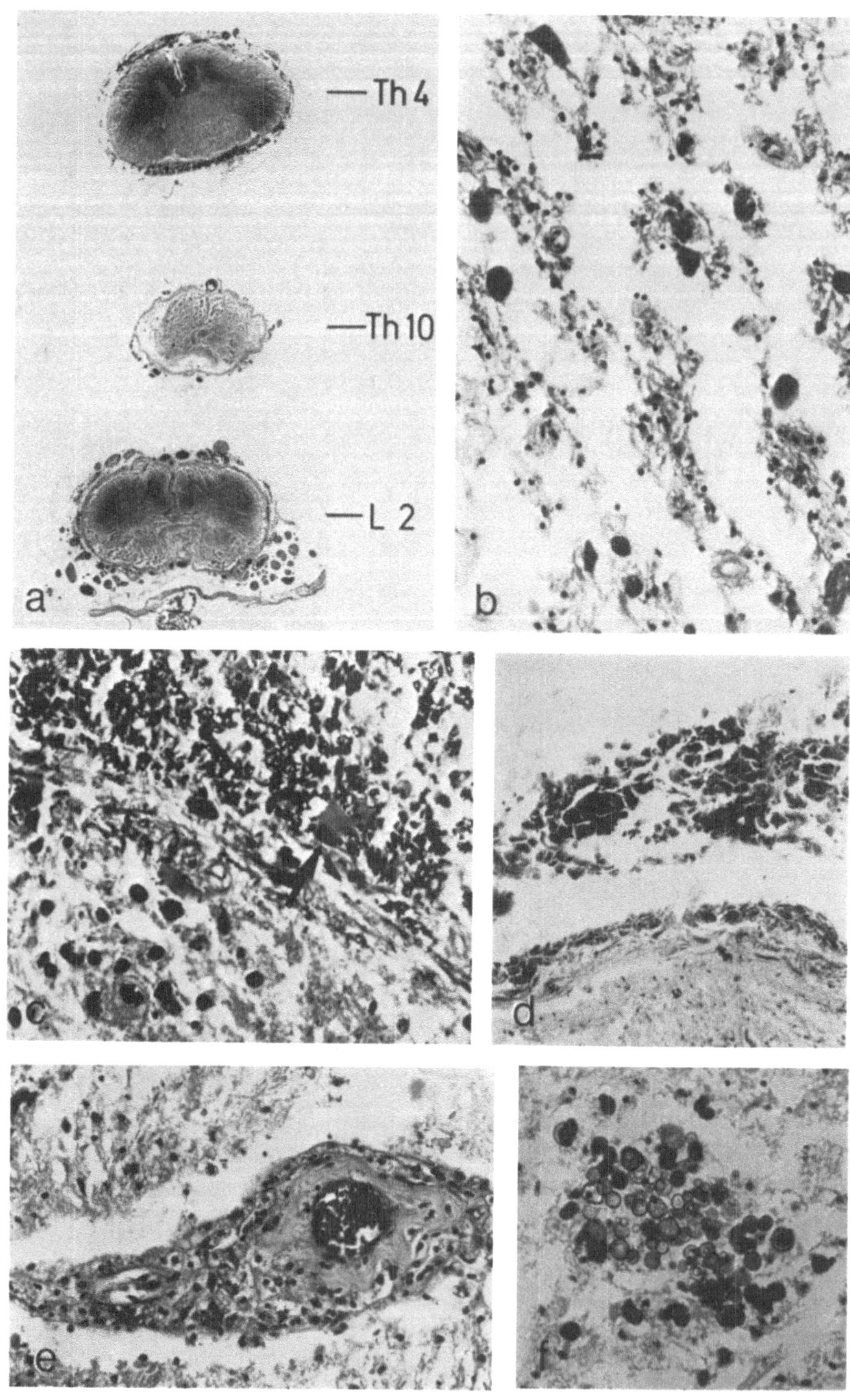
Th 4
Th 10
L 2
a
b
c
d
e
f

gen bei ausgedehnter Metastasierung in alle Organe mit Pleuritis und Peritonitis carcinomatosa.

Die Untersuchung des Rückenmarkes (SN 589/76) zeigte schon makroskopisch eine Myelomalazie mit starker Querschnittsverkleinerung im unteren Brust- und Lumbalmark.

Mikroskopisch findet sich dementsprechend eine vollständige Nekrose mit scholligem Gewebszerfall im unteren Thorakalmark, die sich aufwärts über die Hinterstränge bis ins mittlere Brustmark hoch zieht und lumbal fast noch die gesamte hintere Rückenmarkshälfte einschließlich der grauen Substanz der Hinterhörner einnimmt (Abb. 27).

In der Randzone der Nekrose finden sich nur lockere Ansammlungen von Fettkörnchenzellen, die im Verhältnis zur Ausdehnung der Nekrose, verglichen mit einer ischämischen Erweichung, spärlich erscheinen. Die Nekrose wirkt weitgehend reaktionslos (Abb. 28a, b). In den zerfallenden Gewebsmassen bei Th 10 sieht man noch einige erstaunlich gut erhaltene motorische Vorderhornzellen (Abb. 28b), die völlig desintegriert im Nekrosebrei zu schwimmen scheinen. Auf den tiefer gelegenen Lumbalquerschnitten sind die Vorderhornzellen z.T. hyperchromatisch geschrumpft, z.T. primär gereizt. Stellenweise sind in der Nekrose perlartige Konkremente abgelagert (Abb. 28f), die wie ausgefällte Salzkristalle von runder, konzentrischer Gestalt, aussehen. Die hinteren Rückenmarkswurzeln der am stärksten geschädigten Querschnittssegmente sind vollständig fibrotisch verödet (Abb. 28d).

Das noch verhältnismäßig gut zusammenhaltende Nekrosefeld im Hinterstrangareal des mittleren Brustmarkes enthält reichlich regressiv veränderte, meist Oligodendroglia mit pyknotischen und hyperchromatischen Kernen (Abb. 28c). Progressive Gliareaktionen sind nur in den Randabschnitten, allerdings in spärlichem Umfange, zu erkennen (Abb. 28c). Die Gefäße des Rückenmarksinneren wie auch der Oberfläche sind massiv gestaut. Thrombosen oder endothelproliferative Gefäßverschlüsse sind jedoch auf zahlreichen überprüften Querschnitten nicht vorhanden. Die kleineren Gefäße zeigen eine unterschiedliche ausgeprägte Wandfibrose (Abb. 28e); plasmatische oder congophile Wandeinlagerungen oder Gewebsinsudationen finden sich nicht. Auf allen betroffenen und benachbarten Querschnitten fällt wieder eine ausgesprochene spongiöse Randlichtung bis zur Randnekrose auf. Im mittleren Thorakalmark zeigt das rechte Hinterseitenstrangfeld noch eine isolierte Partialnekrose mit spongiöser Demyelinisierung.

Die Leptomeninx spinalis ist über den betroffenen Rückenmarksabschnitten stark fibrotisch verdickt.

◀ Abb. 28 a–f. Intervalläre Strahlenmyelopathie im Falle S. 589/76 (s. Text): a) Drei Rückenmarksquerschnitte mit unterschiedlicher Ausprägung des Schadens: In Th 4 (oben) Randlichtung und vorwiegende Schädigung der Hinterstränge; bei Th 10 (mitte) eine Totalnekrose mit kompletter Malazie des Segmentes: im Lendenmark ausgeprägte Randlichung und malazische Totalnekrose im Hinter- und Hinterseitenstrangbereich. Beachte die wohl erhaltenen Vorderhörner! b) Ausschnitt aus Th 10 mit einzelnen motorischen Vorderhornzellen, die völlig desintegriert in der Nekrose »schwimmen«; beachte das Fehlen von Gitterzellen! In der Randzone der Totalnekrose im Hinterstrangfeld von Th 4 (c) nur auffallend schwache Gliareaktion mit einzelnen »amöboiden« Astrozyten (→) und pyknotischen, homogenen und hyperchromatischen Gliakernen in der Nekrose. Die hinteren Wurzeln (d) sind im Thorakalbereich oft vollständig fibrotisch verödet. Hyalinofibrotische Wandveränderungen der Gefäße erreichen nur gelegentlich das Ausmaß des Gefäßbefundes in e. An einzelnen Stellen Ablagerungen kristalliner Konkremente in der Nekrose (f)

3. Besprechung

In allen der vier beschriebenen Fälle sind eine oder mehrere Bestrahlungsserien wegen maligner Geschwülste durchgeführt worden, bei denen das Rückenmark im Expositionsbereich lag. Dabei decken sich die Lokalisationen der ausgedehnten Partialnekrosen, die nebeneinander vorkommen, in allen Fällen mit der Lage der Bestrahlungsfelder. Stets lag die Strahlendosis an der oberen (statistisch ermittelten!) Toleranzgrenze oder auch darüber, vor allem, wenn man die Gesamtdosen der verschiedenen Bestrahlungsserien addiert (s. Tabelle 4). Mitunter wurden aneinandergrenzende Felder über der Wirbelsäule oder dem Mediastinum bestrahlt, wobei unbeabsichtigte Überschneidungen in den Randbezirken sicher nicht immer auszuschließen sind. Da in den meisten Fällen konventionelle Gammastrahlen des ^{60}CO- oder ^{137}Cs-Nuklids angewandt wurden, muß man bei den Schäden nach Strahlendosen an der oberen Normgrenze individuelle Variabilitäten bezüglich der Strahlensensibilität unterstellen, deren Ursachen später noch erörtert werden (s. S. 108ff.).

Die Latenzzeit von der letzten Bestrahlung bis zur Manifestation der Symptome einer »Strahlenspätschädigung« lag in drei der Fälle unter zwei Jahren (Tabelle 4) und betrug im längsten Falle drei Jahre. Überlebt wurden die Schäden, vom Zeitpunkt der klinisch gesicherten Manifestation gerechnet, zwischen einigen Monaten und $4^1/_2$ Jahren.

Trotz in allen Fällen ausgedehnter Total- und Partialnekrosen fand sich nur in einem Falle (S. 166/76) eine gering ausgeprägte congophile Degeneration der Wände einzelner Gefäße in der Nekrosezone, und in geringem Umfange eine Infiltration des Gewebes mit congophilen plasmatischen Substanzen (Abb. 25). In einem weiteren Falle (S. 483/74) sah man nach $4^1/_2$jähriger Überlebenszeit plasmatische Gewebsinfiltrationen und Gefäßwanddegenerationen, die keine Anfärbung mit Kongorot ergaben. Die Befunde reichten in beiden Fällen nicht aus, um das gesamte Ausmaß der Nekrosen auf der Basis der plasmatischen Infiltration zu erklären, wiewohl auch in den anderen Fällen eine Entstehung der Schäden durch kolloide Degeneration, die von der Coagulationsnekrose streng abzugrenzen sein soll (Markiewicz, 1937), ursächlich ausscheidet.

Damit bricht bereits ein wesentlicher Angelpunkt für die alte Auffassung einer sekundären Entstehung der Nekrosen auf der Basis kolloider Gewebs- und Gefäßwanddegenerationen (vgl. Markiewicz, 1935, 1937) für die Interpretation der vorliegenden Fälle zusammen; zumindest bilden sie kein allgemeingültiges Prinzip.

Zu diskutieren bleibt so noch die vasculäre Entstehung auf dem Boden strahleninduzierter Thrombosen oder obliterativer Endothelproliferationen, d.h. als Infarkte oder durch Diffusionsstörungen im Gefolge der hyalinofibrotischen Gefäßwandveränderungen und die Natur der Schäden als Ödemnekrosen.

Thrombosen oder obliterative Endothelproliferationen, welche eine Interpretation der ausgedehnten Nekrosen als ischämische Infarkte oder hämorrhagische Infarzierungen zuließen, fanden wir in keinem der Fälle an größeren Gefäßen und nur ausnahmsweise einmal intravasale fibrinoide Coacervate als Schockäquivalente an kleineren (Abb. 20f). Nur im Falle 473/74 war eine ausgedehntere Blutung an der Querschnittszerstörung zumindest beteiligt, ohne daß eine Gefäßthrombose in zahlreichen untersuchten Gewebsschnitten zu finden gewesen wäre. Die Regel sind solche Blutungen auf keinen Fall. Sie kamen sonst nur vereinzelt, als kleine Diapedesisblutungen vor.

Tabelle 4

Fall-Nr.	Dosis (rad)	Latenz	Überlebenszeit nach Manifestation
1) 302/74	ventral 6600 OD dorsal 2400 OD (Gesamt-HD) 5049	Monate (?)	einige Monate (?)[a]
2) 483/74	1. Serie: ? 2. Serie: 6000 HD 3. Serie: 3000 HD	ca. $5^1/_2$ Monate	ca. $4^1/_2$ Jahre
3) 166/76	1. Feld: 4500 OD 2. Feld: 6000 OD (s. Abb. 23)	ca. 3 Jahre	ca. 2 Jahre
4) 598/76	1. Feld: 6600 OD 3600 HD 2. Feld: 6300 OD 6135 HD 3. Feld: 6500 OD 5970 HD (s. Abb. 26)	ca. 7 Monate	ca. 14 Monate

[a] Genauere klinische Angaben waren nicht zu erhalten.

Der Typ der Nekrosen in den beschriebenen Fällen entspricht weder dem der hämorrhagischen Infarzierung noch dem der ischämischen Myelomalacie. Schließlich paßt auch die weitgehende Areaktivität des Gewebes nicht zur »banalen« Erweichung auf ischämischer Basis. Gerade die in allen Fällen im Bestrahlungsgebiete zu beobachtende geringe resorptiv-reparative Zellreaktion mit einem auffallenden Überwiegen regressiver Zellveränderungen spricht für eine primäre Schädigung des Zellmaterials auf anderer Ebene mit Hemmung der Proliferationsfähigkeit.

So ist die in zwei Fällen zu beobachtende hochgradige malazische Veränderung des Rückenmarksgewebes anhand des histologischen Befundes in erster Linie auf einen *strahlenbedingten Zusammenbruch der Stützgewebe (Glia)* zurückzuführen, der die geringe Reaktivität erklärt. Bei einer solch ausgedehnten Zerstörung müssen Feldüberschneidungen stets diskutiert werden, wobei die Überschneidungszonen doppelten Strahlenbelastungen ausgesetzt sind.

Die Tatsache, daß die Schädigungsbezirke stets mit den Bereichen der Strahlenexposition zusammenfallen, spricht weiter gegen die Auffassung einer vasculären Entstehung auf Verschlußbasis. Zur Verursachung derart ausgedehnter Totalnekrosen, wie wir sie in zwei Fällen sahen, müßten größere Rückenmarksgefäße verschlossen sein, wobei zu postulieren wäre, daß die Nekrosen einem gefäßabhängigen Verteilungsmuster folgten und nicht auf die Bestrahlungsareale beschränkt bleiben könnten. In der Literatur sind Infarktereignisse der besprochenen Art unter Bestrahlung nur selten und meist bei besonderen Bestrahlungsbedingungen (hohe Dosen in Tierexperimenten) beobachtet worden (s. S. 55).

Die Entstehung einer malazischen Nekrose auf Grund einer Diffusionsstörung bei strahleninduzierter Hyalinofibrose der Gefäßwände erklären zu wollen, wäre ebenfalls wenig einleuchtend, da selbst bei ausgeprägten Formen der hypertonischen Gefäßerkrankung oder sonstigen Gefäßveränderungen mit vergleichbar starker Wandfibrose ähnliche Schädigungsmuster am Rückenmark nicht beobachtet werden. Eine perivasculäre Akzentuierung der Schäden wäre dann zusätzlich zu erwarten.

In den partialnekrotischen Gewebsbezirken, in denen die spongiöse Demyelinisierung das Bild beherrscht, ist die Diskrepanz zwischen Gefäßbefund und Gewebsschaden besonders offensichtlich. Gefäßveränderungen, wie sie dort zu finden waren, sieht man auch im Rahmen anderer Erkrankungen oder als Altersveränderungen, ohne daß vergleichbare Gewebsschäden entstünden. In dem auf S. 66ff. beschriebenen Fall (S. 307/76) einer Strahlenschädigung des Hirnstammes wird dies deutlich: Gefäßveränderungen, wie sie im Bereiche der Partialnekrosen des Brückenfußes zu finden waren (Hyalinofibrose der Gefäßwände) sah man überall im Gehirn als Folge einer schweren, über Jahre bestehenden Endokrinopathie mit Akromegalie, Diabetes mellitus, hochgradiger allgemeiner Arteriosklerose und Hochdruckherz. Gewebsschäden zeigte indes nur die im Bestrahlungsbereich gelegene Brücke. Zudem wäre es gezwungen, im Rahmen des vorliegenden Krankheitsbildes die Gefäßveränderungen im Bestrahlungsgebiete überhaupt auf die Bestrahlung beziehen zu wollen.

Die vergleichsweise geringe Schädigung der grauen Substanz des Rückenmarkes, insbesondere der motorischen Vorderhornzellen, die nur gelegentlich retrograde Zellveränderungen zeigten, wäre ebenfalls nur schwer mit einer vasculären Genese der Rückenmarksschäden in Einklang zu bringen, da bei der wesentlich stärkeren Vascularisation der grauen Substanz gerade hier die ausgeprägtesten Schäden zu erwarten gewesen wären. Unsere Beobachtungen stützen damit dieses wesentliche, bereits von ZÜLCH (1969) gegen die Theorie des rein vasculär bedingten Schadens in die Waagschale geworfene Argument.

Bei der Interpretation der intervallären Strahlenschäden als Ödemnekrose wäre das unmittelbare Nebeneinander sehr unterschiedlich alter und ausgeprägter Nekrosen im gleichen Rückenmarkssegment, wie es unsere Fälle verschiedentlich zeigen, nicht zu verstehen. Mit einer unterschiedlichen Intensität der Strahlenbelastung benachbarter Areale als Ursache einer graduell unterschiedlichen Gefäßwandschädigung läßt sich nicht argumentieren, da z. B. vom experimentellen Kälteödem hinlänglich bekannt ist, daß *ein* Focus mit einer schweren Schrankenstörung der Gefäße genügt, damit sich von dort aus ein Ödem über weite Abschnitte der weißen und grauen Substanz, im Gehirn beispielsweise über eine gesamte Hemisphäre, ausbreiten kann. Unterschiedlich alte »Ödemnekrosen« in unmittelbarer Nachbarschaft zueinander können daher auf dieser Basis nicht entstehen.

Das Phänomen des Nebeneinander von verschieden alten und ausgeprägten Nekrosen läßt sich durch die stochastischen Gesetzmäßigkeiten der Strahlenwirkung und viele, im Einzelfalle in ihrer jeweiligen Konstellation nicht einmal annähernd überschaubare zufällige individuelle biologische Besonderheiten, die HUG et al. (1966) unter dem Oberbegriff »Stochastik der vitalen Prozesse« (s. S. 25) der »Stochastik der Strahlenwirkung« als wesentlichen Teil der treffertheoretischen Betrachtung an die Seite stellten, erklären. Solche Einflußgrößen führen neben den Zufälligkeiten der Energieabsorption zusätzlich zu zufallsbestimmten Unregelmäßigkeiten der Strahlenbelastung und -wirkung der einzelnen Gewebskomponenten in unmittelbar benachbarten Bezirken, so daß eine zeitliche Dissoziation in der Manifestation morphologischer Schäden zwischen benachbarten Gewebsabschnitten eintreten kann, die durch sekundäre vasculäre Störungen, wie oben ausgeführt, nicht zu erklären wäre.

Schließlich muß noch ein Wort zu dem in allen Fällen hervorstechenden Befund der *Randlichtung* in den Schädigungsbereichen und ihrer Nachbarschaft gesagt werden: Als übliche, durch postmortale Liquorinfiltration entstandene Randlichtung, wie man sie gelegentlich findet, oder als Färbeartefakt, kann man dieses Phänomen in den vorliegenden Fällen nicht erklären. Dazu ist das Ausmaß der Randlichtung zu groß, zumal es stellenweise bis zur kompletten Randnekrose mit vollständiger Demyelinisierung reicht (Abb. 22). Es ist naheliegend, einen Zusammenhang des Befundes mit der Strahlenwirkung anzunehmen, besonders da er auch nicht alleine durch auf- oder absteigende Degeneration zu erklären ist.

Berücksichtigt man die früheren Ausführungen zur Radiolyse des Wassers und ihre Bedeutung für die Schädigung von Biomembranen (WALLACH, 1972), so kann man sich leicht vorstellen, daß die ständig von Liquor umspülten

Randabschnitte des Rückenmarkes verstärkt der Wirkung radiolytischer Produkte ausgesetzt sein müssen. Die ausgeprägte Randlichtung im Sinne circumvallärer spongiöser Partial- oder Totalnekrosen scheint uns daher kein Zufall zu sein. Bisher wurde ihr in der Beschreibung intervallärer Strahlenschäden des Rückenmarkes wenig Beachtung geschenkt, obgleich sie offenbar ein regelmäßiger Befund ist und gerade wegen ihrer lokalisatorischen Besonderheit unseres Erachtens ein wichtiges Indiz für die Einflüsse der Radiolyse des Wassers darstellt. Auf der Basis einer reinen Ödemschädigung wäre dieses Phänomen nicht zu erklären.

Wir glauben damit zahlreiche Hinweise zu haben, um in nahezu allen mitgeteilten Fällen die beschriebenen Schäden in Hirn und Rückenmark in erster Linie auf eine latente Strahlenschädigung mit intervallärer Manifestation zurückführen zu können, bei der die einzelnen Gewebskomponenten (Markscheiden, Glia, Gefäßwandzellen) *primär* durch die Bestrahlung geschädigt werden. [Nur im ersten geschilderten Fall einer Strahlenencephalopathie (S. 60) war dies nicht mehr klar zu erkennen, worauf später noch eingegangen wird.]

Dabei können sekundäre vasculäre Einflüsse je nach Länge der Laufzeit mehr oder minder stark überlagert sein, so daß sich schließlich ein nicht mehr sicher zu differenzierendes Mischbild ergibt.

Primäre Schäden der Markscheiden erscheinen besonders geeignet, die zusätzliche schädigende Wirkung eines perpetuierten Ödems bei anhaltender Schrankenstörung zu begünstigen, ohne daß es alleine ausreichte, das gesamte Schadensausmaß und dessen Verteilungsmuster zu erklären.

4. Pathomorphologie und Pathogenese der intervallären Strahlenmyelopathie im Spiegel der Literatur

Die morphologischen Befunde der sogenannten Strahlenspätschädigung des Rückenmarkes sind formal-pathologisch identisch mit denen des Gehirns und bieten die gleichen Probleme hinsichtlich der pathogenetischen Deutung, die in der vorausgegangenen Beurteilung der eigenen Beobachtungen bereits anklangen. Besonderheiten treten im Rückenmark durch die Sekundärveränderungen in den langen Bahnen (Wallersche auf- und absteigende Degeneration) in *klinisch* stärker relevantem Maße als am Gehirn hinzu. In der Literatur wird bei den Läsionen des Rückenmarkes mit Querschnittscharakter eine stärkere Beteiligung der grauen Substanz hervorgehoben, die nicht nur auf Fälle mit sekundärem ischämischem Infarkt bei Gefäßverschluß zutreffen soll (Held et al., 1964; Kristensson et al., 1969; McLaurin et al., 1955; Warren et al., 1968). Wie die Befunde in unserer Beobachtung 589/76 (s. S. 96ff.) nahelegen, führen in solchen Fällen offenbar schwerste Strahlenschäden der Stützgewebe (Glia) zum vollständigen geweblichen Zusammenbruch, in den dann die graue Substanz mehr oder minder passiv einbezogen wird, wie die z.T. noch vergleichsweise gut erhaltenen, völlig desintegrierten motorischen Vorderhornzellen im zitierten Falle zeigen.

Wie bereits für die Strahlenschäden des Gehirns ausgeführt, ist auch für das Rückenmark auf Grund zahlreicher differierender Befunde in der Literatur eine Aufteilung in »frühe Spätschäden« mit kürzerer Latenz von Monaten bis zur ersten Manifestation von Symptomen und »späten Spätschäden« mit einer bis mehrere Jahre langen Latenz notwendig. In einem Falle von MAIER et al. (1969) hatte die Latenzphase 13 Jahre betragen — der Schaden wurde dann noch 6 Jahre überlebt.

Frühe Manifestation: Während bei den »Spätschäden« mit früher Manifestation und kurzer Überlebenszeit Gefäßveränderungen vollständig fehlten oder inadäquat zum Gewebsbefund ausgeprägt waren (INNES et al., 1961, 1962; JELLINGER et al., 1971; WARREN et al., 1968; PHILLIPS et al., 1969 — Fall 2; ITABASHI et al., 1957; MCLAURIN et al., 1955), standen sie in Fällen mit später Manifestation meist im Vordergrund.

In Anlehnung an die tierexperimentellen Befunde von INNES et al. (1961, 1962), die in Versuchen an Ratten und Affen eine *spongiöse Demyelinisierung* mit Auftreten von Axonkugeln und eine Reduktion der Oligodendroglia als charakteristisches morphologisches Substrat der »frühen« Form der »Spätschädigung« herausstellten, interpretierten auch JELLINGER et a. (1971) einige ihrer Fälle mit kurzer Latenzphase histologisch als derartige typische Frühformen. Dabei heben die Autoren ausdrücklich das Fehlen von Gefäßveränderungen und Exsudationen hervor; herdförmige spongiöse Gewebsauflockerungen in den Hinter- und Seitensträngen, ähnlich wie in unseren eigenen Beobachtungen, waren begleitet von Markscheidenabbau, Axonschwellungen und von Frühstadien der Wallerschen Degeneration. Makrophagen fanden sich nur spärlich, die Oligodendroglia war vermindert, während die Astroglia eine leichte Hyperplasie zeigte.

Diese Befunde decken sich in vielen Punkten mit denen der eigenen Beobachtungen in den partialnekrotischen Bezirken. Wie später noch ausgeführt werden wird, spielt nicht nur der Zeitraum bis zur Erstmanifestation, sondern auch die Überlebenszeit für Qualität und Quantität des Gewebsbildes eine entscheidende Rolle.

Späte Manifestation: Bei den Schäden, die sich nach jahrelangem Intervall manifestieren oder die jahrelang überlebt werden, stehen die Blutgefäße mit ihren klassischen dyshorischen Wandveränderungen — Degeneration der Tunica elastica interna, Medianekrose, kolloidale Fällung plasmatischer, oft congophiler Substanzen in der Gefäßwand und im Gewebe und ausgeprägte Adventitialfibrose — meist im Vordergrund der Schädigung. Oft scheinen sie jedoch nicht ausreichend, das gesamte Schädigungsausmaß hinreichend zu erklären. Zwischen frühen und späten Formen gibt es dabei fließende Übergänge im Gefäßbild, die von Capillarproliferation, Schlingen- und Teleangiektasiebildung (KRISTENSSON et al., 1967; NOETZEL, 1974) über leichte bis zu schweren plasmatischen Wandverquellungen reichen. Plasmatische Gewebsinfiltrationen fehlten, wie in zweien unserer Fälle auch in Beobachtungen der Literatur (HELD et al., 1964).

Elektronenmikroskopische Untersuchungen ergaben, daß trotz intensiver Kollageneinlagerungen in die aufgesplitterte Basalmembran der Gefäße bei der strahleninduzierten Capillarfibrose stets eine strenge Trennung von neuroektodermalem und mesenchymalem Gewebe gewahrt bleibt, indem sich die Basalmembran doppelt (ULE, 1969; ULE et al., 1972, S. 100).

Bestrahlungsversuche an Rhesusaffen (MCLAURIN et al., 1955) haben gezeigt, daß bereits in frühen Stadien, allerdings nach sehr hohen Strahlendosen (bis 38000 rad!), die Spinalarterien und ihre meningealen Äste exzessive obliterierende Intimaproliferationen, ähnlich einer Heubnerschen Begleitangiitis, entwickeln können, die dann, zusätzlich zu den primären strahlenbedingten Totalnekrosen und Gewebszerreißungen zur ischämischen Myelomalacie führen. SCHÜMMELFEDER (1960) fand solche Veränderungen der Intima in den kleinen Arterien und Arteriolen der Meningen bei einer Strahlenschädigung mit $2^1/_2$jähriger Latenz und abruptem Auftreten eines Querschnittssyndroms. Die Dosis zur Bestrahlung eines Bronchialcarcinoms hatte 19600 R in 23 Tagen betragen. Der Autor stellte die Ähnlichkeit des Gewebsbildes mit einem Rückenmarksinfarkt heraus.

In einem von SCHEIDEGGER (1960) mitgeteilten Fall waren endarteriitische Proliferate schon nach einer Gesamtdosis von 7200 R zu beobachten gewesen. Schließlich können bei Strahlenschäden mit jahrelanger Latenz in den geschädigten mittleren und kleinen Gefäßen Thrombosen (TSUYA, 1970) und Verschlüsse durch PAS-positives, hyalines Material (MARTY et al., 1973; PALMER, 1972) eintreten, die dann abrupt auftretende inkomplette oder komplette Querschnittssyndrome auf der Basis eines Rückenmarksinfarktes hervorrufen.

In den eigenen Beobachtungen spielten derartige Gefäßprozesse trotz der in zwei Fällen vorhandenen malazischen Rückenmarksschäden keine Rolle.

Zusammengefaßt zeichnen sich die »späten Spätschäden« des Rückenmarkes, wie die des Gehirns durch auf das Bestrahlungsfeld lokalisierte multiple konfluierende, unsystematisch angeordnete und scharf begrenzte Partial- und Totalnekrosen mit verdämmerndem Zellmaterial und Kerntrümmern sowie gelegentlichen kleineren oder auch ausgedehnteren Blutungen aus. Bevorzugt betroffen sind, wie die eigenen Beobachtungen im Einklang mit den Darstellungen in der Literatur zeigen, die Hinter- und Seitenstränge, geringer auch die Vorderstränge (vgl. auch LEHMANN et al., 1968, und GODWIN-AUSTEN et al., 1975). Dies mag rein bestrahlungstechnische Gründe haben, da sich Hinter- und Seitenstränge anatomisch in exponierterer Lage befinden als die Vorderstränge.

Eine Einbeziehung der grauen Substanz in die Schädigungen kommt häufiger als am Gehirn vor (HELD et al., 1964; MCLAURIN et al., 1955; LEHMANN et al., 1968; MOLIN et al., 1957; NOETZEL, 1974; KRISTENSSON et al., 1967; PHILLIPS et al., 1969; SCHEIDEGGER, 1960), ist aber wegen der hohen Strahlenresistenz der Rückenmarksneurone wohl stets sekundärer Natur. Neben homogenisierenden Vorderhornzellnekrosen finden sich vor allem auch retrograde Zellveränderungen nach Axonunterbrechung im Nekrosegebiet.

Die zellulär-entzündlichen Erscheinungen sind in der Frühphase der Entwicklung des intervallären Strahlenschadens ebenso wie Abraumreaktionen durch Gitterzellen und Progression marginaler Astroglia auffallend schwach bzw. insgesamt erheblich verzögert (ALAJOUANINE et al., 1961; JELLINGER et al., 1971; MOLIN et al., 1957; NOETZEL, 1974; SCHMIDT et al., 1968; VERJAAL, 1964; PHILLIPS et al., 1969; ZÜLCH, 1963).

Die weichen Rückenmarkshäute fallen bei der intervallären Strahlennekrose mitunter schon makroskopisch durch eine mehr oder minder stark ausgeprägte, mikroskopisch stets nachweisbare Leptomeningofibrose auf. Der betroffene Rückenmarksquerschnitt ist meist zusammengefallen und auffallend verschmälert, seltener auch in Frühphasen der Entwicklung, aufgetrieben.

5. Klinik der intervallären Strahlenmyelopathie

Die Differentialdiagnose eines Strahlenspätschadens des Rückenmarkes ist schwierig, da einmal das lange Intervall bis zum Auftreten der ersten Symptome und die meist langsame Progredienz bis zur Querschnittslähmung, die gelegentlich auch einmal abrupt auftreten kann (SCHMIDT et al., 1968; EYSTER et al., 1970), vor allem eine Verwechselung mit intraspinalen Tumoren oder Tumormetastasen nahelegen (MARTY et al., 1973; FRÖSCHER et al., 1975), u. U. mit der Konsequenz einer Zweitbestrahlung (HELD et al., 1964; FRÖSCHER et al., 1975). Auch in den geschilderten Beobachtungsfällen (s. S. 60 und 87) waren in der Annahme eines Tumorrezidivs die betroffenen Gebiete noch einmal nachbestrahlt worden.

Ein von OESER et al. (1972, 1974) diskutierter Fall demonstriert beispielhaft die Schwierigkeiten, die in bezug auf die Feststellung eines Strahlenspätschadens des Rückenmarkes in gutachterlichem Zusammenhang auftreten können: Bei einem Mann, der wegen eines zirkulären Rückenmarksturmors bestrahlt worden war, trat in einem Intervall von $1^1/_2$ Jahren nach der Bestrahlung eine langsam progrediente Querschnittssymptomatik auf. Es entstanden rechtliche Streitigkeiten wegen einer Anerkennung der Querschnittslähmung als Strahlenspätschaden. 14 Jahre nach der Bestrahlung konnte durch Autopsie eine Strahlenspätnekrose des Markes ausgeschlossen werden; die Querschnittslähmung war durch zirkuläre fibrotische Einschnürungen im Rahmen der Vernarbung entstanden.

Zur Diagnose eines Strahlenspätschadens des Rückenmarkes müssen nach REAGAN et al. (1968) folgende Kriterien erfüllt sein:

1. Es muß die Bestrahlung eines malignen Tumors mit Lage des Rückenmarkes im Bestrahlungsfeld vorausgegangen sein;
2. die klinische Lokalisation des betroffenen Segmentes muß mit der Lage des Bestrahlungsfeldes übereinstimmen;
3. mit Hilfe aller diagnostischen Möglichkeiten und auf Grund des klinischen Verlaufes muß ein intraspinaler Tumor ausgeschlossen sein.

Diese letzte Voraussetzung ist meist nur schwer zu erfüllen.

Die ausschlaggebenden technischen Faktoren für den Eintritt eines Strahlenspätschadens haben MAIER et al. (1969) zusammengefaßt: Länge oder Volumen des bestrahlten Rückenmarksabschnittes, Dosishöhe pro Fraktion, Zahl der Fraktionen, Zeitspanne zwischen den einzelnen Fraktionen, Totaldosis und Gesamtzeit.

Die wichtigsten *klinischen Symptome* des Strahlenspätschadens, geordnet nach der Reihenfolge ihres Auftretens, sind, wie auch in den eigenen Beobachtungen deutlich wird, Taubheit in distalen Extremitätenabschnitten (Finger, Zehen) und am Rumpf, Parästhesien, Hypästhesien, Harn- und Stuhlentleerungsstörungen, teils in Form von Inkontinenz, teils als Verhaltung, Potenzstörungen (STEVENSON et al., 1945), lanzierende Schmerzen, Störungen der Tiefensensibilität, motorische Schäden bis zur Gehunfähigkeit, spastische Para- oder Tetraparesen und -paralysen, seltener auch Hemiparesen (KRISTENSSON et al., 1967; ZETT et al., 1968); in den meisten Fällen resultiert nach anfänglicher Dominanz der sensorischen Störungen schließlich ein Brown-Séquard-Syndrom, welches sich häufig bis zum inkompletten oder kompletten Querschnittssyndrom fortenwickelt (AHLBOM, 1941; ALAJOUANINE et al., 1961; BODEN, 1948; v. D. BRENK et al., 1968; BUSSE et al., 1975; EYSTER et al., 1970; FRANKE, 1963; ITABASHI et al., 1957; KRISTENSSON et al., 1967; JACOBSON, 1951; LEHMANN et al., 1968; LIERSE, 1972; PALMER, 1972; PHILLIPS et al., 1969; REAGAN et al., 1968; SEITZ et al., 1961; SMITHERS et al., 1943; STEVENSON et al., 1945; VERJAAL, 1964; WEINGARTEN, 1964; YAAR et al., 1973).

Eine Dysphagie bei Hals-Brust-Bestrahlung ist nicht nerval bedingt, sondern ein häufiges Frühzeichen einer Direktaffektion des Oesophagus durch die Bestrahlung (EYSTER et al., 1970); auch ein Horner-Syndrom kann bei Halsbestrahlungen auftreten. FRÖSCHER et al. (1975) beobachteten in einem Falle eines 56 Jahre alten Mannes im Rahmen eines mit 4–5monatiger Latenz manifestierten Strahlenspätschadens nach inkomplettem thorakalem Querschnitt den späteren Übergang in ein organisches Psychosyndrom mit Verwirrtheit und paranoid-halluzinatorischen Zuständen (kausaler Zusammenhang?).

Der klinischen Symptomatik ist die morphologische Vorzugslokalisation der Strahlenspätschäden des Rückenmarkes in den Seiten- und Hirnsträngen korreliert; als zusätzlicher Faktor für Progredienz und Ausweitung der Symptomatik kommt bei Rückenmarksschäden noch die ante- und retrograde Degeneration, stärker als beim Gehirn, hinzu. Die Liquoruntersuchungen bieten diagnostisch beim Strahlenspätschaden des Rückenmarkes keine charakteristischen Hinweise.

6. Dosisabhängigkeit und Toleranzgrenzen

Die geschilderten Schäden sind in Quantität und Lokalisation wie die des Gehirns dosisabhängig. Dies gilt auch für die Länge der Latenzzeit bis zur Manifestation (SCHOLZ et al., 1962). Für das Rückenmark werden niedrigere Toleranzgrenzen in bezug auf die Wahrscheinlichkeit des Eintrittes einer Spätnekrose angegeben als für das Gehirn. Im Laufe der Jahre sind die Toleranzgrenzen gegenüber früheren Angaben gesenkt worden, da sich immer wieder auch unterhalb der ursprünglich angegebenen Grenzen Spätnekrosen einstellten. Während z. B. FLETCHER et al. (1962) noch 5000 rad in 5 Wochen und ATKINS et al. (1966) 4750 rad in 25 Fraktionen über 25 Tage als oberste Toleranzgrenze nannten, hatte BODEN (1948) bereits 3500 rad in 17 Tagen oder 4300 rad in 42 Tagen vorgeschlagen (SCHINZ, 1964; MAIER et al., 1969; COY et al., 1969; LOCKSMITH et al., 1968; u.a.). Die vorliegenden Fälle (vgl. Tabelle 4) scheinen für diese niedriger angesetzten Toleranzgrenzen zu sprechen, denn die Herddosen lagen hier meist noch in der von FLETCHER et al. (1965) und ATKINS et al. (1966) angegebenen Höhe. BALDUS (1966) glaubte auf Grund von Ergebnissen, die BREIT (1966) an Hunden und Kaninchen gewonnen hatte, man müsse die Toleranzgrenze niedriger, bei etwa 2000 rad Gesamtdosis, ansetzen. VERITY (1968) sprach sich für eine Senkung der wöchentlichen Maximalrate von bis dahin 1200 rad auf 800–900 rad pro Woche aus. Für Kinder gibt KUTTIG (1974) die Toleranzgrenze mit 2000–2500 rad Gesamtdosis in 6 Wochen an. Der Technik der fraktionierten Bestrahlung kommt, abgesehen von der Einräumung einer Erholungslatenz für das bestrahlte Gewebe, die Tatsache entgegen, daß das normale Gewebe eine höhere Erholungsfähigkeit besitzt als die Tumorzellen (LESSEL et al., 1973). Dabei verhält sich das Tumorgewebe wie »Mausergewebe«, dem mehrere niedrige Dosisfraktionen mehr schaden als wenige hohe Einzeldosen (EICHHORN et al., 1972). ZWICKER et al. (1971) weisen darauf hin, daß eine Pendelbestrahlung gegenüber einer Stehfeldbestrahlung von einem ventralen und einem dorsalen Feld eine geringere Rückenmarksbelastung bedingt. Das Isodosenschema in Abb. 29 nach KUTTIG (1974) zeigt die Dosisverteilung im Rückenmark und seiner Umgebung bei Pendelbestrahlung mit Telekobalt. Bei Konvergenzbestrahlung läßt sich die Strahlenbelastung des Halsmarkes ebenfalls erheblich reduzieren (BETTENHÄUSER, 1964).

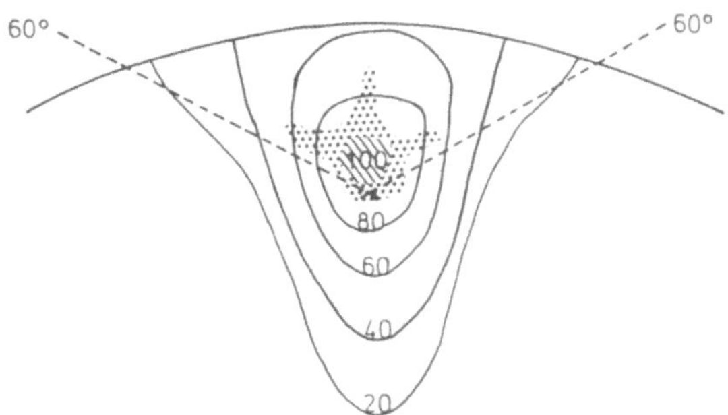

Abb. 29. Dosisverteilung bei der Kobalt-60-Pendeltranslation des Rückenmarkes. (Aus KUTTIG, H., 1974)

Hyperbarer Sauerstoff vermag zwar die Strahlensensibilität eines Tumors zu erhöhen (v. D. BRENK et al., 1968; CHURCHILL-DAVIDSON, 1966a, b; CHURCHILL-DAVIDSON et al., 1966; COY et al., 1971; ZEMAN et al., 1966b), senkt aber gleichzeitig die Toleranzschwelle des normalen Gewebes so erheblich (HOPEWELL et al., 1969), daß Bestrahlungen unter hyperbarem Sauerstoff sich kaum bewährt haben. ZEMAN (1966b) konnte in Affenversuchen nachweisen, daß eine Verdreifachung der O_2-Spannung einen Anstieg der Strahlensensibilität um einen Faktor 1,15 verursacht. Daraus ließ sich gleichzeitig ableiten, daß der Sauerstoffeffekt alleine nicht für die regional unterschiedliche Strahlensensibilität des zentralnervösen Gewebes verantwortlich ist.

Arterielle Hypertension erhöht ebenfalls das Risiko eines Strahlenspätschadens recht erheblich (ASSCHER et al., 1962; HOPEWELL et al., 1970; JENKINS, 1972; WRIGHT, 1969; ZEMAN, 1966c). Hypertone Ratten entwickelten 25–270 Tage p. irr. schon nach lokalen Dosen von 1500–3000 R focale vasculäre Nekrosen und Nekrosen des nervösen Parenchyms. Solche und andere Faktoren, die im Abschnitt »Biologie des Strahlenschadens« aufgeführt wurden, machen die Schwankungsbreite der individuellen Strahlensensibilität recht groß, was die immer wieder unterhalb der konventionellen Toleranzgrenzen auftretenden Spätschäden deutlich machen (vgl. auch JELLINGER et al., 1971).

Wie aus den jüngsten Mitteilungen von RUBINSTEIN et al. (1975) und PRICE et al. (1975) hervorgeht, können simultan oder auch im Anschluß an eine Strahlentherapie verabreichte Cytostatica zu schweren prozeßhaften degenerativen Markerkrankungen des Gehirns führen (s. S. 49). Die strahlengeschädigte Blut-Hirn-Schranke begünstigt offenbar eine Ausbreitung der Chemotherapeutika im zentralnervösen Gewebe. In dem auf S. 87ff. geschilderten Fall (SN 483/74) einer Strahlenspätnekrose des oberen Thorakalmarkes mit einem kurzen Intervall von $5^1/_2$ Monaten bis zu den ersten Symptomen könnte einer in den Intervallen zwischen zwei aufeinanderfolgenden Bestrahlungsserien und im Anschluß an die letzte Bestrahlung weitergeführten Endoxantherapie zumindest eine verschlimmernde Wirkung zugekommen sein. In Anbetracht der frühen Manifestation des Schadens war dieser ungewöhnlich ausgeprägt.

In einem von NOETZEL (1974) mitgeteilten Fall war ebenfalls eine kombinierte Therapie mit Endoxan durchgeführt worden.

Vielleicht läßt sich in Zukunft der auf S. 32 beschriebene Temperatureffekt zu einer Senkung der Strahlentoleranz von Tumoren nutzen und damit die Gefahr einer Mitschädigung des gesunden Gewebes verringern, wenn man über stereotaktische Elektroden die Temperatur im Tumor *selektiv* gegenüber der gesunden Umgebung erhöht und dann bestrahlt. Der Tumor müßte dann mit einer für das gesunde Gewebe unschädlichen Dosis therapierbar sein, was bei Anwendung *allgemeiner* Hyperthermie nicht möglich ist, da diese auch im gesunden Gewebe die Strahlensensibilität erhöht.

7. Abschließende Betrachtung zur formalen Pathogenese des intervallären Strahlenschadens auf der Basis der strahlenbiologischen Grundlagen und der eigenen Befunde

Zur Entstehung der intervallären Strahlenschäden des Gehirns und des Rückenmarkes bieten sich zusammenfassend drei grundsätzliche Möglichkeiten an:

1. Primäre, direkte oder indirekte Zell- und Parenchymschädigung (Markscheiden, Glia, Gefäßwandzellen und Nervenzellen) mit Nekrose, spongiöser Demyelinisierung und abnormen Teilungsvorgängen der Glia und Gefäßwandzellen (DAVIDOFF et al., 1938; ARNOLD et al., 1954; MALAMUD et al., 1954; ZEMAN, 1966a; WARREN et al., 1968; und andere).
2. Vasculäre Genese durch degenerative und proliferative Gefäßwandveränderungen: Degeneration der Lamina elastica interna, Medianekrosen mit Ödembildung und Blutungen, plasmatischer Infiltration der Gefäßwand und des Gewebes, Adventitialfibrose und obliterative Endothelproliferationen, die ggf. zu überlagerten ischämischen Schäden führen können (McLAURIN et al., 1955; ITABASHI et al., 1959; LAMPE, 1958; SCHÜMMELFEDER, 1960; KRISTENSSON et al., 1967; PALMER, 1972; und andere).
3. Autoaggressive Antigen-Antikörper-Reaktionen auf zerfallendes Myelin (ROSE, 1958; LAMPERT et al., 1959; ZÜLCH, 1969; und andere). PALLIS et al. (1961) halten eine Idiosynkrasie in einigen Fällen von unterhalb der angenommenen Toleranzdosis aufgetretenen Rückenmarkschäden für einen wesentlichen auslösenden Faktor.

Vorweg können wir feststellen, daß Zeichen einer Autonomisierung der Intervallärschäden als Folge einer autoaggressiven Reaktion im Sinne der von

Zülch (1969), Zülch et al. (1971) und anderen dafür angeführten Zeichen (s. S. 75) in unseren Beobachtungen nicht zu erkennen waren. Groteske, tumorzellartige Gliatransformationen fanden wir in keinem Falle.

Die nachfolgende Diskussion der Pathogenese des Vollbildes der intervallären Strahlenschädigung hat sich demnach ausschließlich mit den Punkten 1 und 2 zu befassen.

Die vorausgegangenen Darstellungen und Erörterungen beleuchten die gesamte Problematik der Interpretation der intervallären Strahlenschäden schlechthin.

Sieht man das Problem auf dem heutigen Stande des strahlenbiologischen Wissens unter Berücksichtigung der in Teil I der Abhandlung getroffenen Feststellungen über direkte und indirekte (radiolytische) Schädigung von Membranen und Enzymen einerseits sowie der Nucleinsäuren, insbesondere der DNS mit den Möglichkeiten des falschen oder unvollständigen Repairs (Wheeler et al., 1972; Abbondandolo et al., 1976) als Ursache mutativer Aberrationen andererseits, so ist eine einheitlichere Deutung der sogenannten Spätschäden und ihrer zellulären Besonderheiten durchaus möglich:

Es hatte gezeigt werden können, daß mutierte Zellen mit strahlengeschädigter DNS erst im Verlaufe weiterer Teilungen zunehmend auf Grund ihres Kernsäuredefektes und eines demzufolge fehlgesteuerten Zellstoffwechsels (vgl. auch Zeman, 1963, 1966a, 1968) insuffizient werden oder neoplastisch entarten können, was einem Verlust ihrer normalen Funktion gleichkommt (s. Abb. 2). Es bedarf somit eines bestimmten Zeitraumes mit wiederholten mitotischen Teilungen, damit der Insuffizienzgrad primär nicht letal, sondern mutativ geschädigter Zellen sich bis zum völligen funktionellen Zusammenbruch der Zelle selbst und von ihr abhängiger Strukturen (Markscheiden!) entwickelt hat. Ein mutagener Schaden der Kernsäuren kann sich daher nur an Gewebsbestandteilen manifestieren, die noch Teilungen durchführen. Betroffen ist daher nicht das teilungsunfähige nervöse Parenchym, wohl aber sind es die besonders mauserungsaktiven Endothelzellen der Gefäße (Noetzel et al., 1964), die Mesenchymzellen der Gefäßwand, wie aus zahlreichen Versuchen an anderen Organen bekannt, und die noch, wenn auch in geringerem Umfange, teilungs- und fortentwicklungsfähige, nach Bestrahlung allerdings oft inaktivierte (Cavanagh et al., 1971) Neuroglia (vgl. auch Zeman, 1964, 1968), die von mutagenen Schäden somit selektiv betroffen werden.

Abgesehen von derartigen, sich im Verlaufe weiterer Zellteilungen zunehmend auswirkenden mutagenen Schäden der Kernsäuren können unmittelbare Dauerschäden an Membranen der Zellen (s. Abb. 3), des Kerns und der Zellorganellen, sowie radiolytische Schäden der Membran- und Zellenzyme, je nach Umfang des Schadens und der Stoffwechselaktivität der Zellen zu einem kurz- oder langfristigen, intervallär sich manifestierenden Ausfall der Zellfunktion mit allmählichem Zell- oder Markscheidenuntergang führen. Ist es doch nicht der zufällige physikalische Vorgang der Absorption eines Energiequants an einer bestimmten Stelle innerhalb eines komplexen Systems wie die Zelle oder die Markscheide, der den Zusammenbruch des Systems auslöst — dieser müßte ja dann unmittelbar erfolgen, was nur bei extrem hohen Strahlenbelastungen der Fall ist (Strahlenblitztod, s. S. 39). Vielmehr ist es das Zusammenspiel der zahlreichen Komponenten des Systems mit seinen Stoffwechselleistungen, welches schließlich, nach dem *primären Anstoß* durch den physikalischen Vorgang der Energieabsorption zum biologischen Effekt, d.h. dem allmählichen Funktionsausfall mit Gewebsuntergang führt (vgl. HUG et al., 1966). Die äußerst komplizierten und experimentell bislang nur unvollständig erfaßten Abläufe sind in der Abb. 2 zusammengefaßt.

Die Dosisabhängigkeit der Geschwindigkeit, mit der sich strahleninduzierte Zellschäden manifestieren, zeigen die auf S. 42 zitierten Versuche von LIERSE et al. (1967), in denen mit sinkender Strahlendosis die Latenzzeiten bis zum Auftreten von objektivierbaren Veränderungen an Gefäßwandzellen auf die Größenordnung von Monaten anwuchsen.

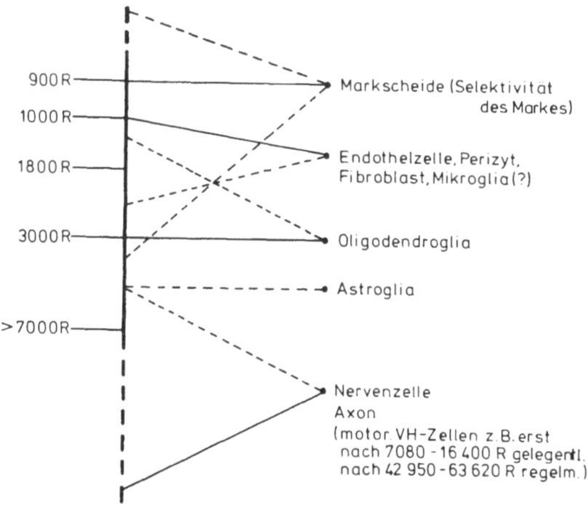

Abb. 30. Strahlensensibilität der Hirnstrukturen bezogen auf Einzeldosen konventioneller Strahlen (Angaben in groben Richtwerten nach den Ergebnissen in der Literatur und in bezug auf kurzfristig manifestierte gravierende Schäden)

Die Reihenfolge in bezug auf das Ausmaß der Schädigung einzelner Zellorganellen durch die Lipidperoxydation als ein wesentlicher Vorgang im Zusammenhang mit der Radiolyse des Wassers gibt STREFFER (1969) mit Kern < Mitochondrien < Lysosomen < Mikrosomen an (s. S. 116 d. Zit.).

Nun haben die früheren Ausführungen gezeigt, daß sich bezüglich der Radiosensibilität der einzelnen Komponenten des ZNS ein markantes Gefälle ergibt (Abb. 30). Die bei weitem radiosensibelsten Strukturen sind die

Markscheiden, gefolgt von Gefäßwandzellen (Endothelien, Pericyten, Fibroblasten, Mikroglia?), Oligodendroglia, Astroglia und schließlich, erst in weitem Abstand bzw. hohen Dosisbereichen, von den Nervenzellen und Axonen.

Dieses Gefälle erklärt die Möglichkeit einer selektiven Schädigung einzelner Komponenten. Eine Markscheidenschädigung kann so bereits manifestiert sein, wenn die Dosis noch nicht ausreichte, um die Gefäßzellen so zu schädigen, daß sich überhaupt oder zumindest im gleichen Überlebenszeitraum manifestierte Gefäßveränderungen herausbilden können.

Trotz der größeren Radiosensibilität der Gefäßwandzellen gegenüber der Oligodendroglia dauert es doch offenbar, wie auch unsere Beobachtungen nahelegen, meist recht lange (Jahre), bis sich *die* gravierenden Veränderungen der *gesamten* Gefäßwand herausgebildet haben, die nötig sind, um ausgedehntere vasogene Konsekutivschäden auf dysorischer Basis (plasmatische Infiltration und kolloide Degeneration) zu verursachen.

So ist es durchaus denkbar, daß sich auch unmittelbar strahlenbedingte degenerative Schäden an der Oligodendroglia, obwohl diese strahlenresistenter ist als die Gefäßwandzellen, morphologisch früher einstellen als die gravierenden Schäden der Gefäßwand als *Ganzes*. Daraus ließe sich die aus zahlreichen Beobachtungen und experimentellen Untersuchungen, wie auch den eigenen Fällen oft evidente Dissoziation des Schädigungsmusters von Gewebe und Gefäßen, mit ausgedehnten Markschäden und Oligodendrogliaverlusten ohne adäquaten Gefäßbefund, verständlich machen.

Grundsätzlich führt die gleiche Strahlendosis auf Grund der unterschiedlichen Strahlensensibilität der einzelnen Gewebskomponenten zu einer *zeitlichen Dissoziation* in der Manifestation der Schäden an den verschiedenen Zellen und Strukturen.

Je ausgeprägter die primäre Strahlenschädigung von Markscheiden und Glia, um so kürzer das Intervall bis zum Auftreten klinischer Symptome, und um so größer die Diskrepanz zwischen Gewebs- und Gefäßbefund, *wenn der Überlebenszeitraum zur Manifestation massiver Gefäßschäden nicht ausreichte.* Je länger der Betroffene die Strahlenschädigung nach dem ersten klinischen Hinweis überlebt, je stärker treten massive Gefäßwandschäden hinzu und das Gewebsbild mischt sich bezüglich primärer und sekundärer Schäden u. U. so weit, daß eine Trennung zwischen primär strahlenbedingten und sekundären vasogenen Schäden (plasmatische Infiltrationsnekrosen, ischämische Nekrosen, Ödemschädigung) an den Schwerpunkten des Strahlenschadens nicht mehr möglich ist. Mitunter fällt aber doch auf, daß die Ausdehnung der Parenchymverödung nicht mit dem Umfange der Gefäßveränderungen und der plasmatischen Gewebsinfiltration übereinstimmt (s. z.B. Fall 166/76). Zwischen den beiden Extremen — reiner Parenchymschaden ohne Gefäßbefund auf der einen (Innes et al., 1961, 1962) und durch vasculäre Schäden beherrschtes Gewebsbild auf der anderen Seite (z.B. Markiewicz, 1935) — liegen fließende Übergangsbilder (z.B. Schümmelfeder, 1960 und Graham et al., 1971).

Die *Dauer des Überlebens*, gerechnet von der Erstmanifestation des Schadens, ist somit wesentlich mitentscheidend für seine Qualität und Quantität, und nicht alleine das Intervall von der Bestrahlung bis zum Auftreten der ersten Symptome.

Fälle, in denen ganz offensichtlich Partialnekrosen ohne Gefäßveränderungen neben Totalnekrosen mit ausgeprägten Gefäßwandschäden stehen, wie in verschiedenen unserer Beobachtungen und in dem von Volk und Mitarb. (1972) mitgeteilten Fall, lassen sich nur über eine Selektivität der Schädigungsbereitschaft verschiedener Gewebskomponenten interpretieren und scheinen uns beweiskräftig für die vorgetragene Anschauung. Dies soll die Abb. 31 am Beispiel der Beobachtung von Volk et al. (1972), s. S. 70, verdeutlichen: Im Hauptbestrahlungsfeld reicht die später errechnete Strahlenbelastung von 6000–8000 r für eine Schädigung von Markscheiden, Oligodendroglia und Gefäßwandzellen aus, wobei sich innerhalb des Überlebenszeitraumes von 13 Monaten auch bereits plasmatische congophile Gefäßwanddegenerationen in gewissem Umfange ausbilden konnten.

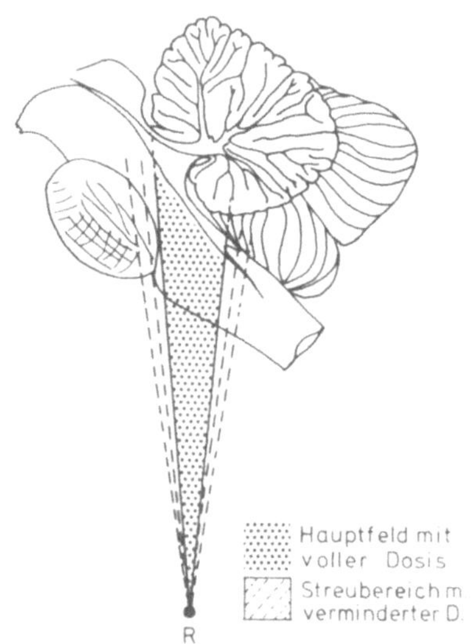

Abb. 31. Entstehung des Schadensmusters am Beispiele des von Volk et al. (1972) mitgeteilten Falles (s. S. 82): Die HD von 6000 bis 8000 rad im Hauptbestrahlungsfeld reicht aus für die Entstehung der Totalnekrose, während die abgeschwächte Dosis im benachbarten Streustrahlungsbereich im gleichen Manifestationszeitraume nur eine Partialschädigung nachsichzieht

Im »Streustrahlungsbereich«, der benachbarten Brücke, war das Gewebe wesentlich geringerer Strahlenbelastung ausgesetzt, die aber offensichtlich ausreichte, um Markscheiden und Oligodendroglia unmittelbar zu schädigen, während die Einwirkung auf die Gefäßwandzellen nicht ausreichte, um im gegebenen Überlebenszeitraum zu entsprechenden Gefäßveränderungen zu führen.

Wie wir bereits an früherer Stelle ausführten, wäre ein solches Nebeneinander von unterschiedlich ausgeprägten Nekrosen auf rein vasculärer Basis nicht zu erklären, was VOLK und Mitarbeitern seinerzeit auch bereits Schwierigkeiten bereitete.

Die über mehr als eine Generation fixierte Auffassung einer ausschließlich vasculären Entstehung des intervallären Strahlenschadens wird verständlich, wenn man die Erstbeschreibungen, anhand derer diese Meinung entstand, betrachtet.

Bei den von FISCHER et al. (1930) und MARKIEWICZ (1935) mitgeteilten Fällen der ersten beobachteten Intervallärschäden des Gehirns nach Bestrahlungen im Kopfbereich, mit ausgeprägter amyloider Degeneration der Gefäßwände und umfangreicher plasmatischer Gewebsinfiltration mit kolloider Degeneration, handelt es sich um Fälle mit mehrjährigen Intervallen (7 Jahre im Falle MARKIEWICZS) und jahrelanger Überlebenszeit nach klinischer Manifestation des Schadens. Angesichts der massiven Gefäßbefunde läßt sich die Interpretation als vasculärer Schaden nachvollziehen.

Schon seit den dreißiger Jahren bis heute sind allerdings zahlreiche andersartige Beobachtungen mit Befunden wie in den meisten der von uns beschriebenen Fälle keine Seltenheit mehr, ja sogar bereits im Tierversuch nachvollzogen (INNES et al., 1961, 1962), so daß die sich schon seit langem anbahnende Revision der alten, einseitig vasculären Interpretation längstens an der Zeit ist.

Daß sich die Auffassung von der zumindest zum wesentlichen Teil unmittelbar strahlenbedingten Genese der Intervallärschäden noch nicht allseitig durchzusetzen vermag, zeigt eine kürzlich erschienene Publikation von GODWIN-AUSTEN und Mitarb. (1975), die wiederum die vasculäre Genese propagiert, ohne daß die Argumentation zu überzeugen vermag: So soll nach den Autoren eine durch eiweißreiches Ödem bedingte Gefäßkompression Ursache einer Ischämie mit der Folge focaler Nekrosen und Mangelernährung des Myelins sein.

Bei ausgeprägten Ödemzuständen des Gehirns aus anderen Ursachen als Radiatio (z.B. Traumen) kommt es aber keineswegs zu vergleichbaren Nekrosen in der weißen Substanz; zudem sind Coagulationsnekrosen nicht der Typ der Nekrose bei Ischämie. Nicht einmal in den seltenen Fällen einer posttraumatischen Encephalopathie auf dem Boden fortschreitender Entmarkung der Hemisphärenmarklager, für die eine Ödemwirkung diskutiert wird, kommt es zu Bildern, die denen bei Strahlenencephalopathie oder -myelopathie vergleichbar sind.

Das schließt nicht aus, daß ein Strahlenödem sekundär, begünstigt durch einen unmittelbar strahleninduzierten Membranschaden an den Markscheiden, komplizierend wirksam wird. Wir sind darauf bereits früher (s. S. 104) eingegangen.

Hyaline proteinreiche Plasmamassen konnten wir in unseren Fällen nicht in dem von GODWIN-AUSTEN et al. (1975) beschriebenen Umfange in den spongiösen Demyelinisierungsherden feststellen.

Um die unter den erörterten Gesichtspunkten notwendig gewordene, sprachlich unglückliche Trennung in »frühe« und »späte« Strahlenspätschäden zu überwinden, möchten wir vorschlagen, künftig nur noch von *intervallären Strahlenschäden* zu sprechen, womit man sich hinsichtlich zeitlicher Terminierung offen verhält.

Unklar blieb bislang die Ursache der verschiedentlich beobachteten amyloiden oder kolloiden Degeneration der Gefäßwand, von der MARKIEWICZ (1937) meinte, daß zu ihrer Entstehung ein Gefäßwandfaktor zu einem Blutfaktor treten müsse, damit es zu der charakteristischen Präcipitation von plasmatischen, zumindest mitunter amyloiden Substanzen in der Gefäßwand kommen könne. Über diesen Gefäßwandfaktor sind in der Literatur über Strahlenschäden unseres Wissens keine weiteren Betrachtungen seit MARKIEWICZ angestellt worden.

Nun ist aber zumindest vom Amyloid bekannt, daß es im Zusammenhang mit chronisch-entzündlichen Prozessen am oder entfernt vom Orte der Entzündung entsteht oder abgelagert wird. Man könnte die latente Schädigung der Endothelschranke nach Bestrahlung mit einer ständigen ödematösen Insudation der Gefäßwand im Sinne einer chronisch-perpetuierten »serösen Entzündung« als auslösenden Faktor für eine zunehmende Hyalinofibrose der Gefäßwand ansehen, wobei es auf der Basis des chronischen Reizes und Einlagerung plasmatischer Substanzen in die Gefäßmedia und Adventitia allmählich zu einer Degeneration der Struktureiweiße mit Bildung von abortiven Proteinen oder von Amyloid käme. Dagegen spricht jedoch die Tatsache, daß Amyloid wegen seines Mangels an Hydroxyprolin und Hydroxylysin kaum ein Degenerations- oder Denaturierungsprodukt des Kollagen sein kann (vgl. GEDIGK et al., 1974).

Eine andere, wahrscheinlichere Möglichkeit wäre, daß auch die recht strahlensensiblen Fibroblasten der Gefäßwand derart strahlengeschädigt werden, daß sie auf die Dauer dem ständigen Bedarf an Struktureiweißen, die bei der Fibrosierung der Gefäßwand, ausgelöst durch den Ödemreiz, benötigt werden, nicht mehr in gehöriger Weise nachkommen können und auf Grund eines *strahlenbedingt fehlerhaften Stoffwechsels* in eine Bildung absortiver Zwischensubstanz (Amyloid oder sonstige »Paraproteine«) verfallen. Die Bildung des Amyloid durch Mesenchymzellen scheint heute allgemein akzeptiert (GEDIGK et al., 1974). Der MARKIEWICZsche Blutfaktor könnte demnach das Ödem sein, welches den Aktivierungsreiz auf die strahlengeschädigten Mesenchymzellen der Gefäßwand ausübt. Bemerkenswerterweise sieht STOCHDORPH (1968) in einer als seröse Entzündung aufzufassenden Permeabilitätsstörung der Gefäßwand ein wichtiges formalpathologisches Moment für die Entstehung der kongophilen Gefäßveränderungen im Senium.

Virale Genese: Auf der Basis elektronenmikroskopischer, gewebskultureller und immunologischer Untersuchungen haben CAVENESS et al. (1974) auf dem VII. Internationalen Kongreß für Neuropathologie in Budapest eine neue Hypothese für die Genese der intervallären Strahlenschäden des ZNS entworfen: Wochen nach Bestrahlung von Rhesusaffen fanden sie starke Endothelproliferationen der Capillaren, die an eine neoplastische Veränderung erinnerten. Schon DYNES et al. (1960) hatten unter zehn Fällen von Strahlenmyelopathie bizarr geformte Fibroblasten und Endothelzellen beschrieben. Elektronenmikroskopisch fanden CAVENESS et al. (1974) »reticulo-tubuläre« Strukturen und einzelne ungewöhnliche Tubuli, die mit groben Profilen behaftet waren, in den Endothelzellen. Diese Phänomene interpretierten sie als zelluläre Reaktion, entweder auf Viren oder auf ein immunologisches Agens. Sie stellten folgende Hypothesen auf:

a) Die zelluläre Umgebung wird durch die Bestrahlung so verändert, daß der Boden für die Aktivierung eines bis dahin inaktiven Agens geschaffen ist;
b) ein virusähnliches Agens entsteht durch die Strahlenwirkung aus einer Abweichung des Kernsäuremetabolismus;
c) ein Gastvirus wird so modifiziert, daß seine normale Virulenz im Laufe der Zeit gesteigert wird.

Ob diese Hypothese sich durchsetzen wird, scheint fraglich. Auch sie vermag nicht in hinlänglichem Maße die Selektivität des Markes zu erklären, da bei bevorzugtem Befall der Endothelien wiederum die an Gefäßen viel reichhaltigere graue Substanz stärker betroffen sein sollte.

Ferner können die von den Autoren im Bild gezeigten intrazellulären parakristallinen Strukturen keineswegs zweifelsfrei als virale Partikel angesehen werden; sie werden auch als Antigen-Antikörper-Komplexe beobachtet, was die Autoren in der Diskussion konzidierten. Schließlich können parakristalline Strukturen auch bei der Degradation hochmolekularer Zelleiweiße auftreten, wie man es aus anderem Zusammenhange kennt (vgl. PODLUBNAYA et al., 1969, und KATSURA et al., 1973, an Muskelzellen).

»Virale« Strukturen, wie wir sie in Oligodendrogliakernen in dem auf S. 49ff. beschriebenen Falle der strahleninduzierten nekrotisierenden Leukoencephalopathie beobachteten (Abb. 32), sind wahrscheinlich ein Zufallsbefund, wobei es sich eher um abnorm reduplizierte DNS-Fäden nach falschem Repair als um Viren handeln könnte. Ähnliche Befunde wurden kürzlich bei anderen, völlig verschiedenen Krankheitsprozessen des Gehirns (multiple Sklerose, Rabies, Mannosidose, metachromatische Leucodystrophie, Aneurysmen und ischämische Infarkte) erhoben (HAYANO et al., 1976). Bei Nachuntersuchungen an weiteren unserer Strahlenfälle fanden wir diese Strukturen nicht mehr, wohl aber gelegentlich in stark geschädigten superfizialen Körnerzellen des Kleinhirns neonatal mit 600 R Orthovolt-Röntgenstrahlen bestrahlter Ratten, 48 Std nach der Exposition, in ähnlicher Form. WESTERGAARD et al. (1976) konnten in

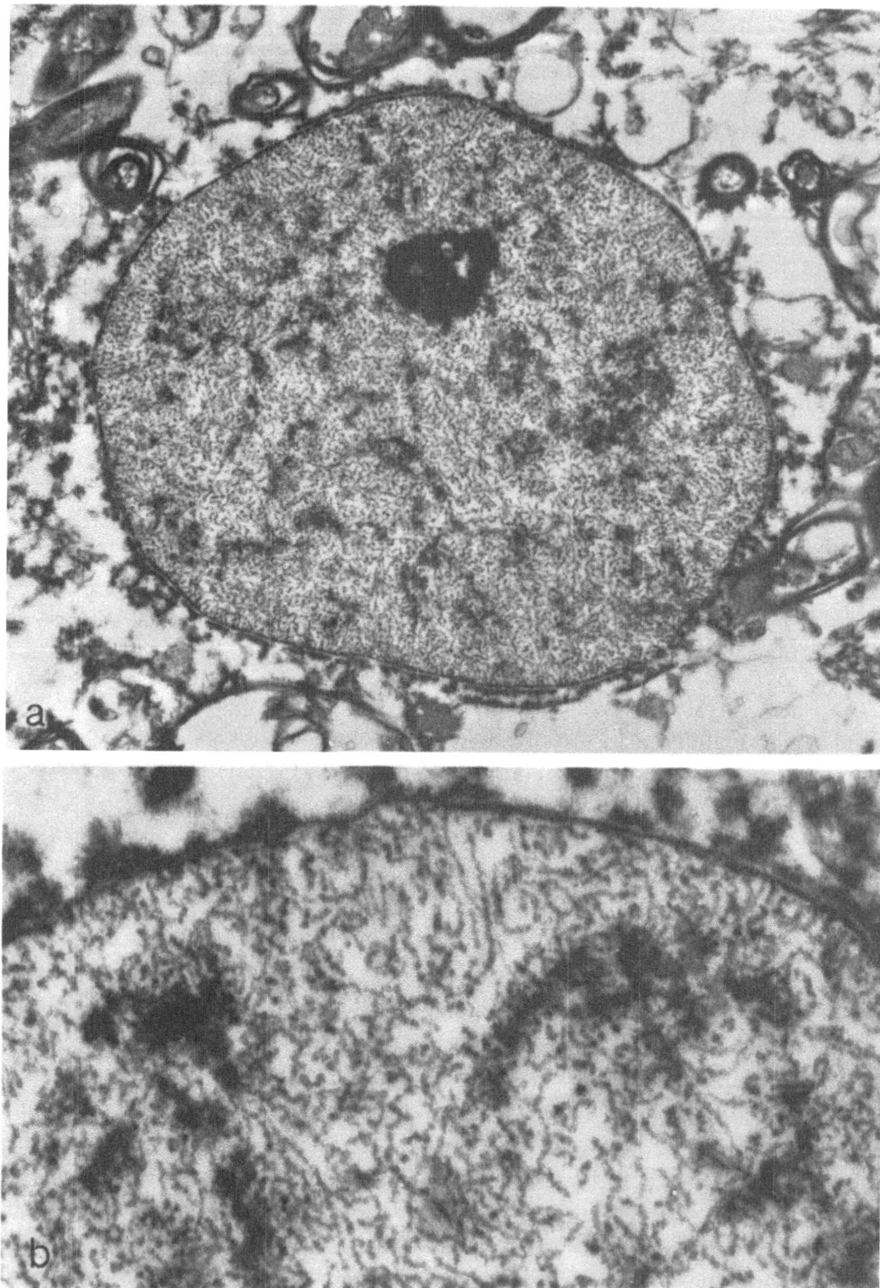

Abb. 32. »Virusartige« Partikel in Oligodendrogliakernen aus der unmittelbaren Nachbarschaft spongiöser Markzerfallsherde bei multifokaler nekrotisierender Encephalopathie nach Kopfbestrahlung und Cytostatikabehandlung wegen eines Lymphosarkoms mit ZNS-Beteiligung (vgl. Ausführungen auf S. 49ff.). a × 4500, b × 56000) (Aufnahmen Dr. B. Volk, Inst. für Neuropathologie, Heidelberg)

Experimenten mit Eukaryonten zeigen, daß es während der ersten Phase der DNS-Synthese nach einer Bestrahlung zu einer Akkumulation von Intermediärformen der nucleären DNS kommt. Möglicherweise entsprechen unsere Kernbilder solchen Zustandsformen.

III. Zusammenfassung

Im ersten Teil der Abhandlung wird ein Abriß der physikalischen und molekularbiologischen Grundlagen der Wirkung ionisierender Strahlen auf organische Systeme unter besonderer Berücksichtigung des ZNS gegeben. Es wird damit die Diskussionsbasis für die im zweiten Teil der Abhandlung anhand eigener Fallbeschreibungen, Befundungen und Beurteilungen, zusammen mit zahlreichen Literaturberichten dargestellte Problematik der intervallären Strahlenschäden des Zentralnervensystems (sogenannte Strahlenspätschäden) geschaffen.

Nach Erörterung der verschiedenen Trefferbereiche für ionisierende Strahlen in der Zelle des tierischen Organismus — Kernsäuren, Enzyme, Proteine und Membranen — wird das Ergebnis einer Bestrahlung des menschlichen Organismus als Bilanzeffekt aus direkter und indirekter Strahlenwirkung und den reaktiven kompensatorischen Maßnahmen des Organismus im Sinne sekundärer Stoffwechselveränderungen dargestellt.

Neben der direkten Energieabsorption im Biomolekül spielen für die Entstehung von Strahlenschäden indirekte Strahleneffekte, d.h. Energieabsorption in der Umgebung des eigentlichen Zielobjektes der Schädigung mit der Entstehung angeregter und ionisierter Atome und Moleküle, eine besondere Rolle. Dies trifft vor allem zu auf die Radiolyse des Wassers, bei der diffusible und reagible Radikale und Sekundärverbindungen mit hoher Reaktivität gegenüber Biomolekülen entstehen. Die Radikale führen neben Eingriffen im Bereiche der Kernsäuren zur Inaktivierung von Enzymen, die unter anderem für die Stabilität und Funktionalität der Biomembranen von Bedeutung sind. Zum anderen greifen sie und die Sekundärverbindungen aus der Radiolyse (z.B. H_2O_2) unmittelbar die Membranen von Zellen und Zellorganellen an, indem sie eine Peroxydation der Membranlipide und eine Schädigung der Proteine durch Angriff verschiedener Bindungen vornehmen. Diese Schädigung der Biomembranen wird in der molekularen Strahlenbiologie als eine der für die schweren Störungen des Gesamtorganismus durch ionisierende Strahlen wichtigsten Ursachen angesehen. Die zweite, folgenschwere Schädigungsform ist der Eingriff in die Struktur der wegen ihres hohen Molekulargewichtes als bevorzugte Trefferbereiche geltenden Kernsäuren, speziell der DNS. Hierbei werden vor allem mutative Schäden gesetzt, die sich erst im Verlaufe weiterer Zellteilungen,

u. U. über lange Zeiträume hin, auswirken und zu »Spätschäden« im weitesten Sinne (Krebs, Leukämie, Demyelinisierungsschäden im ZNS, vorzeitiges Altern) und schließlich zum Zelltod im mehr oder minder langen Intervall führen. Aber auch die auf indirektem Wege über die Radiolyse des Wassers gesetzten Schäden an den Biomembranen können sich, je nach Schweregrad, erst über lange symptomfreie Zeiträume hin entwickeln und schließlich den Zelltod und den Untergang zellabhängiger Strukturen zur Folge haben. Diese komplizierten Verhältnisse werden im Vierphasenschema von PLATZMAN treffend zusammengefaßt.

Im zweiten Teil der Arbeit werden vier eigene Beobachtungen und Nachuntersuchungen von intervallären Strahlenschäden des Gehirns und weitere vier des Rückenmarkes beschrieben und die mikroskopischen Befunde ausführlich dargestellt und erläutert. Eine zusammenfassende Beurteilung wird in den Rahmen der älteren Literatur gestellt und in einem abschließenden Kapitel zur Formulierung einer Hypothese zur Pathogenese der Intervallärschäden vor dem Hintergrund der im ersten Teil abgehandelten strahlenbiologischen Grundlagen herangezogen. Dabei ergeben sich gegenüber den früheren, vielfach noch heute vertretenen Auffassungen über die Pathogenese der intervallären Strahlenschäden des ZNS folgende grundsätzlichen Abweichungen:

Die in den dreißiger Jahren dieses Jahrhunderts von W. SCHOLZ und seinem Arbeitskreis aufgestellte und vertretene Hypothese einer ausschließlich vasculären Entstehung dieser Schäden, die auf der Basis dysorischer Gefäßveränderungen eine hohe Selektivität des Markes in Gehirn und Rückenmark zeigen, läßt sich auf Grund der Befunde an den eigenen Beobachtungen im Einklang mit verschiedenen ähnlichen Beschreibungen aus der Literatur nicht aufrecht erhalten. Plasmatische Infiltrationen der Gefäßwände und des Gewebes, die zu einer *kolloiden* Degeneration führen, waren zwar in vier unserer Beobachtungen in meist geringem Umfange vorhanden, reichten aber in keinem der Fälle aus, um das Ausmaß der Partial- und Totalnekrosen insgesamt zu erklären. Die oft sehr ausgedehnten Partialnekrosen mit spongiöser Demyelinisierung zeigten nie Gefäßbefunde oder Gewebsinfiltrationen der beschriebenen Art. Sie sind auf vasculärer Basis keinesfalls zu erklären.

Auch die naheliegende Hypothese, die intervallären Strahlenschäden als eine Ödemnekrose anzusehen, reicht nicht aus, um alle phänomenologischen Besonderheiten der Nekrosen und ihrer Verteilung zu erklären. Einmal konnten wir in kurzfristig entstandenen Schäden mit Überwiegen der spongiösen Demyelinisierung kein eiweißreiches Ödem in adäquatem Maße nachweisen. Zum anderen bildet der besonders hervorgehobene, recht konstante, aber bislang nie ausreichend beachtete Befund einer mitunter in vollständige Nekrose übergehenden Randlichtung des strahlengeschädigten Rückenmarkes ein wichtiges Indiz für den unmittelbaren Angriff radiolytischer Produkte aus dem Liquor an den Markscheiden und Gliazellen. Dieser Befund wäre unter der Annahme einer Ödemschädigung nicht zu interpretieren. Schließlich läßt das unmittelbare

Nebeneinander von Total- und Partialnekrosen auf gleichem Querschnittsniveau eine solche Deutung nicht zu.

Die pathogenetische Interpretation der Entstehung der Intervallärschäden mit der selektiven Schädigungsbereitschaft des Markes erfordert grundsätzlich die Berücksichtigung der aus vielen Experimenten und Untersuchungen bekannten unterschiedlichen Strahlensensibilität der einzelnen zellulären und membranösen Komponenten des ZNS. Dabei erweisen sich die Markscheiden als die bei weitem strahlensensibelsten und von Primärschäden am ehesten betroffenen Strukturen, gefolgt von Gefäßwandzellen, Oligodendroglia, Astroglia und, weit »abgeschlagen«, den Nervenzellen.

Mutagene Schäden wirken sich um so früher und stärker aus, je teilungsfähiger bzw. proliferationstüchtiger die Zellen sind. Indirekte Schäden aus der Radiolyse des Wassers betreffen in erster Linie die Membranen, von denen die Markscheiden die kompliziertesten und ob ihrer großen Oberfläche einerseits und dem hohen Lipidgehalt andererseits die anfälligsten sind. Aus all dem darf man folgern, daß der Ausgangspunkt der intervallär sich manifestierenden Strahlenschäden eine *direkte Schädigung der Oligodendroglia und der Markscheiden* ist. Auf dem Boden dieser primären Schäden, die auch die Gefäßwand betreffen, mag einem Ödemfaktor bei Störung der Blut-Hirn-Schranke eine sekundäre Bedeutung für die Fortentwicklung und Ausweitung des Schadens zukommen, ohne daß man ihn als allein ursächlich ansehen könnte.

Die klassische dysorische Veränderung der Gefäßwände entwickelt sich, wie die Erfahrung zeigt, erst über lange Zeiträume, in denen dann plasmatische Infiltrationen des Gewebes und schließlich Zirkulationsstörungen durch Gefäßverschluß das Schadensausmaß vergrößern und das feingewebliche Bild komplizieren können.

Allgemein kann man feststellen, daß Intervallärschäden mit einem kurzen Manifestationsintervall von Wochen bis Monaten und kurzer Überlebenszeit morphologisch von unsystematisch angeordneten, kleinherdig-konfluierenden Partial- und Totalnekrosen in der weißen Substanz ohne adäquaten Gefäßbefund geprägt sind, während bei langem bis mehrjährigem Intervall oder langer Überlebenszeit die dysorische Gefäßveränderung mit ihren Folgen zunehmend in den Vordergrund tritt und eine Differenzierung zwischen primären strahlenbedingten und sekundären gefäßabhängigen Schäden u. U. nicht mehr möglich ist.

Um angesichts dieser Tatsachen die notwendig gewordene und in der Literatur verschiedentlich durchgeführte Trennung in »frühe« und »späte« Spätschäden zu überwinden, wird statt des Terminus »Strahlenspätschäden« die Bezeichnung »intervalläre Strahlenschäden« vorgeschlagen.

IV. Literatur

ABBONDANDOLO, A., BARALE, R., BARONCELLI, S., BONATTI, ST., BRONZETTI, G. et al.: Radiation-induced mutagenesis and mechanisms of repair in the yeast, Schizosaccharomyces pombe. In: Radiation and Cellular Control Processes. KIEFER, J. (ed.), p. 159. Berlin, Heidelberg, New York: Springer 1976

ADAMS, C. W. M., DAVISON, A. N.: The myelin sheath. In: Neurohistochemistry. ADAMS, C. W. M. (ed.). Amsterdam, London, New York: Elsevier 1965

ADLARD, B. P., DOBBING, J.: Permanent changes in the activity and subcellular Distribution of acetylcholinesterase and lactate dehydrogenase in adult rat cerebellum after X-irradiation in infancy. Exp. Neurol. *35*, 547 (1972)

AHLBOM, H. E.: The results of radiotherapy of hypopharyngeal cancer at the Radiumhemmet, Stockholm, 1930 to 1939. Acta Radiol. *22*, 155 (1941)

ALAJOUANINE, TH., CASTAIGNE, P., GRAVELEAU, J.: Un cas de myélopathie cervicale post-radiotherapique. Bull. Soc. méd. Hôp. Paris *75*, 239 (1959)

ALAJOUANINE, TH., LHERMITTE, F., CAMBIER, J., GAUTHIER, J. C.: Les lésion post-radiothérapiques tardives du système nerveaux central. (A propos d'une observatin anatomo-clinique die myelopathie cervicale). Revue Neurol. *105*, 9 (1961)

ALEKSANDROV, S. N.: Die Pathogenese der Spätfolgen der Strahlenbehandlung. Radiolbiol., Radiother. *6*, 511 (1965)

ALLEN, J. R., CARSTENS, L. A.: Response of Saimiri Sciureus monkeys to total body X-irradiation: Clinical signs and pathologic changes. Amer. J. Vet. Res. *29*, 2179 (1968)

ALMQUIST, S., DAHLGREN, S., NOTTER, G., SUNDBOM, L.: Brain necrosis after irradiation of the hypophysis in Cushing's disease. Acta Radiol. (Stockh.) N.S. *2*, 179 (1964)

ALPER, T., HOWARD-FLANDERS, P.: Role of oxygen in modifying the radiosensitivity of E. coli B. Nature (Lond.) *178*, 978 (1956)

ALPERS, B. J., PANCOAST, H. K.: The effect of irradiation on normal and neoplastic brain tissue. Amer. J. Cancer *17*, 7 (1933)

ALVORD, E. C., BRACE, K. C.: X-ray induced pyknoses of cerebellar granule cells in Guinea pigs and its supression by barbiturate anesthesia. J. Neuropath. exp. Neurol. *16*, 3 (1957)

ANDERSSON, B., LARSSON, B., LEKSELL, L., MAIR, W., REXED, B., SOURANDER, R., WENNERSTRAND, J.: Histopathology of late local radiolesions in the goat brain. Acta Radiol. (Ther.) (Stockh.) *9*, 385 (1970)

ANDREW, W.: The reality age differences in nervous tissue. J. Geront. *14*, 259 (1959)

ARNOLD, A., BAILEY, P., HARVEY, R. A.: Intolerance of the primate brain stem and hypothalamus to conventional and high energy radiations. Neurology (Minn.) *4*, 575 (1954a)

ARNOLD, A., BAILEY, P., HARVEY, R. A., HAAS, L. L., LAUGHLIN, J. S.: Changes in the C.N.S. following irradiation with 23-MeV X-rays from the Betatron. Radiol. *62*, 37 (1954b)

ARNOLD, A., BAILEY, P.: Alterations in the glial cells following irradiation of the brain in primates. Arch. Path. (Chic.) *57*, 383 (1954c)

ASSCHER, A. W., ANSON, S. G.: Arterial hypertension and irradiation damage to the nervous system. Lancet *2*, 1343 (1962)

ATKINS, H. L., TRETTER, P.: Time-dose considerations in radiation myelopathy. Acta Radiol. (Ther.) (Stockh.) *5*, 79 (1966)

AVELLONE, S., ORTOLANI, E. A., ZAGAMI, M. T.: Azione delle radiazioni sul sistema nervoso centrale. VIII. Modificazioni del contenuto in acetilcolina. Bull. Soc. Ital. Biol. Sper. *44*, 1843 (1968a)

AVELLONE, S., ORTOLANI, E. A., ZAGAMI, M. T., RAMPOLLA, V.: Azione delle radiazioni sul sistema nervoso centrale. IX. Variazioni della concentrazione di Na^+ e K^+. Bull. Soc. Ital. Biol. Sper. *44*, 1845 (1968b)

BABBEL, D., LIERSE, W., FRANKE, H. D.: Die Vulnerabilität des Meerschweinchengehirns gegenüber konventionellen Röntgenstrahlen während der Postnatalzeit. Strahlentherapie *145*, 325 (1973)

BACQ, Z. M., ALEXANDER, P.: Fundamentals in radiobiology. 2nd ed. New York, Toronto, Paris, Frankfurt: Pergamon 1966

BADTKE, G., DEGENHARDT, K. H., LUND, O. E.: Tierexperimenteller Beitrag zur Aetiologie und Pathogenese kraniofacialer Dysplasien. Z. Anat. Entwickl.-Gesch. *121*, 71 (1959)

BAILEY, O. T.: Basic problems of histopathology of radiation of the central nervous system. In: Response of the nervous system to ionizing radiation. First Intern. Sympos. HALEY, T. J., SNIDER, R. S. (eds.), pp. 165–189. London, New York: Academic Press 1962

BALDUS, S.: Über Spätschäden am Rückenmark nach Bestrahlung von Tumoren im Kopf- und Halsbereich. Z. Laryngol., Rhinol., Otol. *45*, 123 (1966)

BASSET, R. C., LÖWENBERG, K.: Focal amyloid degeneration of the brain following X-ray therapy. J. Neuropath. exp. Neurol. *7*, 101 (1948)

BECHER, M., DIETZMANN, K., KOCH, R. D.: Ein Beitrag zur Röntgenspätnekrose. Zbl. allgem. Path. *112*, 482 (1969)

BECK-THIERFELDER, M.: Klinisch-anatomische Betrachtungen zu einem Fall von Röntgen-Spätschaden des Zentralnervensystems. Inaug.-Diss., Heidelberg 1967

BEIER, W., DÖRNER, E.: Isotopen- und Strahlenfibel für den Arzt. 3. Aufl. Leipzig: VEB Georg Thieme 1960

BELLER, A. J., FEINSOD, M., SAHAR, A.: The possible relationship between small dose irradiation to the scalp and intracranial meningiomas. Neurochirurgia *15*, 135 (1972)

BERG, N. O., LINDGREN, M.: Time-dose relationship and morphology of delayed radiation lesion of the brain in rabbits. Acta Radiol. (Stockh.) Suppl. *167*, 1 (1958)

BERNASCONI, V., GIOVANELLI, M., PERRIA, C., WOLDI, E.: La radionecrosi cerebrale tardiva ad evoluzione pseudo-tumorale. Minerva Neurochir. *11*, 28 (1967)

BERNDT, J., GAUMERT, R.: Zur Störung des Kohlenhydratstoffwechsels nach Bestrahlung: Einfluß einer Ganzkörperbestrahlung auf den Gehalt an Intermediärprodukten der Glykolyse in der Mäuseleber. Int. J. Radiat. Biol. *11*, 593 (1966)

BETTENHAUSER, K.: Zur Strahlenbelastung des Halsmarkes bei der Strahlentherapie des Larynxkarzinomes. Radiobiolog. Radiother. *5*, 429 (1964)

BETETTO, M.: Vergleichende elektroencephalographische und histologische Untersuchungen nach Röntgenbestrahlung des Kaninchengehirns. Acta med. Yugosl. *24*, 301 (1970)

BIBIKOVA, A. F.: Demyelinization of the nerve fibers in the central nervous system caused by total ionizing irradiation of the animal. Arch. Path. (Moskova) *21*, 19 (1959)

BIERNAT, B., LIERSE, W., FRANKE, H. D.: Die Reaktion des neurosekretorischen Zwischenhirn-Hypophysensystems beim Meerschweinchen nach Röntgenbestrahlung (200 KV). Z. Zellforsch. *90*, 447 (1968)

BLINKOW, S. M., GLEZER, J. J.: Das Zentralnervensystem in Zahlen und Tabellen, S. 128. Jena: VEB Gustav Fischer 1968

BLOOM, H. J., WALLACE, E. N., HENK, J. M.: The treatment and prognosis of medulloblastoma in children. A study of 82 veryfied cases. Amer. J. Roentgen. *105*, 43 (1969)

BODEN, G.: Radiation myelitis of the cervical spinal cord. Brit. J. Radiol. *21*, 464 (1948)

BOELLAARD, J. W., JACOBY, W.: Röntgenspätschäden des Gehirns. Acta Neurochir. *10*, 533 (1962)

BOERESCU, J., GHEORGHE, N., STEFAN, M.: Modifications biochimiques du cerveau de rat irradie aux rayons X (DL 100). Rev. Roum. Physiol. *10*, 479 (1973)

VAN BOGAERT, L., HERMANNE, J.: Aspects cliniques et pathologiques des radionécroses cérébrales chez l'homme. Ann. Méd. *49*, 14 (1948)

BOSTELMANN, W.: Der Einfluß einer hochdosierten Röntgenbestrahlung auf die Feinstruktur der Epiphysis cerebri der Ratte. Zbl. allgem. Path. *111*, 78 (1968)

BRANDENBURG, W., MAURER, H. J.: Zur Entstehung der Hirngewebsschädigung durch Röntgenstrahlen. Strahlentherapie *95*, 432 (1954)

BREIT, A.: Die Strahlentoleranz des Rückenmarkes. In: Dtsch. Röntgenkongreß 1965, Teil B, Sonderband zur Strahlentherapie *62*, 77 (1966)

VAN DEN BRENK, H. A. S., RICHTER, W., HURLEY, R. H.: Radiosensitivity of the human oxygenated cervical spinal cord based on analysis of 357 cases receiving 4 MeV X-rays in hyperbaric oxygen. Brit. J. Radiol. *41*, 205 (1968)

BRIZZEE, K. R.: Quantitative histological studies on aging changes in cerebral cortex of Rhesus monkey and albino rat with notes on effects of prolonged low-dose ionizing irradiation in the rat. Prog. Brain Res. *40*, 141 (1973)

BRIZZEE, K. R., CANCILLA, P. A.: Differential accumulation of lipofuscin pigment in cerebral cortex of rat. A quantitative and morphological study with age after prenatal X-irradiation. Gerontologia *18*, 1 (1972)

BROWNSON, R. H., SUTER, D. B., DILLER, D. A.: Acute brain damage induced by low dosage x-irradiation. Neurology (Minneap.) *13*, 181 (1963)

BROWNSON, R. H., INGERSOLL, E. H., CARSTEN, A. L.: Fine structure of bilateral radionecrosis in the dorsal hippocampus. Acta Neuropath. (Berlin) *21*, 87 (1972)

BRUNER, A.: Effects of 60 Co on electrical self-stimulation of the brain and blood pressure in monkeys. Aerosp. Med. *45*, 1058 (1974)

BRUNNER, R. L., ALTMAN, J.: Locomotor deficits in adult rats with moderate to massive retardation of cerebellar development during infancy. Behav. Biol. 1973, 169

BRUNNER, R. L., HAGGBLOOM, S. J., GAZZARA, R. A.: Effects of hippocampal X-irradiation-produced granule cell agenesis on instrumental runway performance in rats. Physiol. Behav. *13*, 485 (1974)

BRUSTAD, T.: The effects of radical scavengers on the radiosensitivity of lysozyme in dilute aqueous solutions of varying pH. Radiat. Res. *27*, 456 (1966)

BUCHHOLTZ, C.: Neuroethiologische Untersuchungen an Calopteryx splendens Harr. (Odonata) nach Röntgenbestrahlung des Zentralnervensystems. Z. Zellforsch. *82*, 282 (1967)

BUSSE, O., WIELAND, C., EGGE, M.: Strahlenspätschäden des Thorakalmarks nach Telegamma-Bestrahlung im Thoraxbereich. Med. Klin. *70*, 385 (1975)

CAPALNA, S., STEFAN, M.: Catalase activity in various rat tissues after X-ray irradiation, LD 50. Rev. Roum. Physiol. *6*, 75 (1969)

CARLSON, J. G.: Immediate effects on division, morphology, and viability of the cell. In: Radiation Biology, Vol. I. HOLLAENDER, A. (ed.), pp. 763. New York, Toronto, London: McGraw-Hill 1954

CARREGAL, E. J., CRAVIOTO, H.: Acute effects of X-radiation on spinal cord motoneurons. A functional and ultrastructural study in the cat. Bull. Los Angeles Neurol. Soc. *35*, 89 (1970)

Carsten, A. L., Caveness, W. F., Roizin, L., Machek, J.: Bilateral depression in photic-evoked response as a late effect of unilateral visual cortex X-irradiations. Brain Res. *20*, 389 (1970)

Castaigne, P., Cambier, J., Escourolle, R., Lechevallier, B., Tancer, G., Lhullier, M.: Les myélopathies post-radiotherapiques an cours de la maladie de Hodgkin. Rev. Neurol. *123*, 369 (1970)

Caster, W. O., Redgate, E. S., Armstrong, W. D.: Changes in the central nervous system after 700 r total-body-irradiation. Radiat. Res. *8*, 92 (1958)

Cavanagh, J. B., Hopewell, J. W., Chen, F. C.: Effects of 60 Co radiation on the cellular responses in degenerating dorsal columns in the rat spinal cord. Acta Neuropath. (Berlin) *19*, 318 (1971)

Caveness, W. F., Carsten, A. L., Roizin, L., Schadé, J. P.: Pathogenesis of X-radiation effects in monkey cerebral cortex. Brain Res. (Amsterd.) *7*, 1 (1968)

Caveness, W. F., Kemper, Th. L., Vernon, K. L.: Is an infectious agent involved in the delayed effects of C. N. S. irradiation? VIII. Int. Contr. of Neuropathology, 1.–7. Sept., Budapest (Abstracts pp. 49–51) 1974 Amsterd.: Elsevier, Vol. 1, pp. 83–95 (1975)

Cazzullo, C. L., Giordano, P. L., Ivernizzi, G.: Histological and histochemical aspects of the early effects of Roentgen irradiation on the nervous system of rabbits. In: I. Klatzo, F. Seitelberger (ed.) Brain Edema. Proc. Sympos. Sept. 11–13, Vienna 1965, pp. 645. New York, Heidelberg, Berlin: Springer 1967

Cervós-Navarro, J.: Elektronenmikroskopische Befunde an den Capillaren des Kaninchengehirns nach der Einwirkung ionisierender Strahlen. Arch. Psychiat. Nervenkrh. *205*, 204 (1964)

Cervós-Navarro, J.: Brain edema due to ionizing radiation. In: Brain Edema. Proc. Sympos. Sept. 11–13., Vienna 1965, Klatzo, I., Seitelberger, F. (eds.), p. 632. New York, Heidelberg, Berlin: Springer 1967

Cervós-Navarro, J., Bergeder, H. D., Serra, J. P.: Ultraestructura de la sustancia blanca del cerebro de mond, en el edema agudo provocado por la aplicaicon local de rayos X. Arch. Fund. Roux Ocefa *3*, 133 (1969a)

Cervós-Navarro:, J.: Acute changes of the CNS caused by the effect of ionizing rays; study of edema. Acta Neurol. (Napoli) *24*, 307 (1969b)

Cervós-Navarro, J.: Der zeitliche Ablauf des akuten Bestrahlungsödems im Gehirn. Acta Neurochir. (Wien) *22*, 43 (1970)

Chaput, R. L., Kovacic, R. T.: Miniature pig performance after fractionated supralethal doses of ionizing radiation. Radiat. Res. *44*, 807 (1970)

Chaput, R. L., Zeman, G. H.: Gamma-aminobutyric acid metabolism early in the postirradiation response of the rat. J. Neurochem. *21*, 1027 (1973)

Chaput, R. L., Berardo, P. A.: Increased brain radioresistance after supralethal irradiation. Med. Phys. *1*, 148 (1974)

Churchill-Davidson, I.: The oxygen effect in radiotherapy. Oncologia (Basel) *20*, Suppl. 18 (1966a)

Churchill-Davidson, I.: Therapeutic use of hyperbaric oxygen. Ann. Roy. Coll. Surg. Eng. *39*, 164 (1966b)

Churchill-Davidson, I., Forster, C. A., Wiernik, G.: The place of oxygen in radiotherapy. Brit. J. Radiol. *39*, 321 (1966)

Clemente, C. D., Holst, E. A.: Pathological changes in neurons, neuroglia, and blood-brain barrier induced by x-irradiation of heads of monkeys. Arch. Neurol. Psychiat. (Chic.) *71*, 66 (1954)

Cocchi, U.: Gewebsveränderungen infolge Strahlenbehandlung von Hirn- und Rückenmarkstumoren. III. Congr. Intern. Neuropath., Acta med. belg. S. 219 (1957)

COHAN, S. L., ABBOTT, J. R., CATRAVAS, G. N.: The effect of ionizing radiation upon mitochondria of the central nervous system. J. Neurochem. *20*, 1555 (1973)
COHEN, L.: A cell population kinetic model for fractionated radiation therapy. I. Normal tissues. Radiology *101*, 419 (1971)
COTTIER, H.: Strahlenbedingte Lebensverkürzung. Berlin, Heidelberg, New York: Springer 1961
COY, P., BAKER, S., DOLMAN, C. L.: Progressive myelopathy due to radiation. Canad. med. Ass. J. *100*, 1129 (1969)
COY, P., DOLMAN, C. L.: Radiation myelopathy in relation to oxygen level. Brit. J. Radiol. *44*, 705 (1971)
CREUTZFELD, H. G., HALBERSTÄDTER, F.: Über die Wirkung radioaktiver Substanzen auf das Zentralnervensystem von Kaninchen. Zbl. Neurol. Psychiat. *45*, 281 (1927)
CROMPTON, M. R., LAYTON, D. D.: Delayed radionecrosis of the brain following therapeutic X-radiation of the pituitary. Brain *84*, 85 (1961)
CZECHOWICZ, K.: Studies on the effects of X-rays on the neurosecretory system of white mice. Zool. poloniae *22*, 135 (1973)
DAHLSTROEM, A., HAEGGENDAHL, J., ROSENGREN, B.: The effect of Roentgen irradiation on monoamine containing neurons in the rat brain. Acta Radiol. (Ther.) (Stockh.) *12*, 191 (1970)
DARWIN, CH.: On the origin of species by means of natural selection or the preservation of favoured races in the struggle for life. (1859) London: Grant Richards 1902
DAVIDOFF, L. M., DYKE, C. G., ELSBERG, C. A., TARLOV, J. M.: Effect of radiation applied directly to brain and spinal cord; experimental investigations on Macacus Rhesus monkeys. Radiology *31*, 451 (1938)
DEBUCH, H.: Chemical development of myelin. 1st. Intern. Workshop on Myelin Biol., Cologne 30. Sept.–1. Okt. 1975
DEDOV, J. J.: The ultrastructure of neurosecretory cells of the supraoptic nucleus of the rat in radiation injury. (russ.) Vestn. Acad. Med. Nauk. SSSR *22*, 38 (1967)
DERTINGER, H., JUNG, H.: Molekulare Strahlenbiologie. In: Heidelberger Taschenbücher, Bd. 57/58. Berlin, Heidelberg, New York: Springer 1959
DIAZ-BORGES, J. M., DRUJAN, B. D.: The effects of Gamma-irradiation upon monoamine oxidase activity. Radiat. Res. *45*, 589 (1971)
DIHLMANN, W.: Zur Morphologie, Theorie und Problematik der Strahlenschäden im Zentralnervensystem. Strahlenther. *112*, 567 (1960)
DIHLMANN, W., LIEBALDT, G., UNDEUTSCH, W.: Die Kapillaraussprossung als Regenerationsprinzip bei örtlichen Strahlenschäden. Strahlenther. *114*, 552 (1961)
DOBBING, J., HOPEWELL, J. W., LYNCH, A., SANDS, J.: Vulnerability of developing brain. I. Some lasting effects of X-irradiation. Exp. Neurol. *28*, 442 (1970)
DODSON, R. F.: Electron microscopic obsvervations of rat medullary reticular tissue after short-term, whole body Gamma irradiation. Acta Neuropath. (Berlin) *17*, 353 (1971)
DOMSHLAK, M. P., TERESCHENKO, N., RAEVSKAIA, S. A., ZIUZIN, I. K.: Remote results of irradiation of the mid-brain in man (russ.) Med. Radiol. (Moskva) *13*, 19 (1968)
DRAZNIN, N. M., BRIL, E. E., LIVSHITS, I. B., MARMIANOVA, L. I. A., RADIUK, K. A.: Some problems of the effect of irradiation of the diencephalo-hypophyseal region in the pathological state on the endocrine glands (russ.) Probl. Endokr. (Moskva) *15*, 33 (1969)
DRSATA, J., HAIS, I. M.: Letter: Aromatic amino acid decarboxylase activity of rat brain and its parts following exposure to ionizing radiation. Radiat. Res. *59*, 724 (1974)
DUGGER, G. S., STRATFORD, J. G., BOUCHARD, J.: Necrosis of brain following roentgen irradiation. Amer. J. Roentgen. *72*, 953 (1954)
DVORETSKI, I. A. I., REVA, A. D.: Oxidative phosphorylation in the spinal cord of intact and irradiated animals (russ.) Ukr. Biokhim. Zh. *40*, 508 (1968)

DYNES, J. B., SMEDAL, M. J.: Radiation myelitis. Amer. J. Roentgenol. *83*, 78 (1960)
ECKSTEIN, H., PADUCH, V., HILZ, H.: Teilungssynchronisierte Hefezellen. II. Enzymsynthese nach Hemmung der Zellteilung durch Röntgenstrahlen. Biochem. Z. *344*, 435 (1966)
EICHHORN, H. J., LESSEL, A., RETTE, K. H.: Einfluß verschiedener Bestrahlungsrhythmen auf Tumor- und Normalgewebe in vivo. Strahlentherapie *143*, 614 (1972)
ELINER, G. I., STEPANOV, A. I., FILATOV, P. P.: Dynamics of postradiation recovery after X-ray irradiation of the body within a wide range of nonlethal doses. Radiobiologiia *14*, 618 (1974)
EL-KOSHEF, H. S.: Relation between the electrical activity and free amino acid level of the brain of white rats after total-body X-irradiation. (russ.) Radiobiologiia *14*, 710 (1974)
DE ESTABLE-PUIG, R. F., ESTABLE-PUIG, J. F.: Differential neuronal radiosensitivity as a tool for the study of short connections. Experientia *26*, 1250 (1970a)
DE ESTABLE-PUIG, R. F., ESTABLE-PUIG, J. F.: Cerebellar synaptic degeneration by X-rays. Brain Res. *21*, 289 (1970b)
DE ESTABLE-PUIG, R. F., ESTABLE-PUIG, J. F.: Cell response of the olfactory bulb to ionizing radiation injury. An electron microscopical study. Acta Neuropathol. (Berlin) *17*, 287 (1971)
EYSTER, E. F., WILSON, CH. B.: Radiation myelopathy. J. Neurosurg. *32*, 414 (1970)
FABRIKANT, J. J., DICKSON, R. J., FETTER, B F.: Mechanisms of radiation carcinogenesis at the clinical level. Brit. J. Cancer *18*, 459 (1964)
FAHR, E.: Chemische Untersuchungen über die molekularen Ursachen biologischer Strahlenschäden. Angew. Chemie *81*, 581 (1969)
FANO, U.: Secondary electrons: Average energy loss per ionization. In: Symposium on Radiobiology. NICKSON, J. J. (ed.), p. 13. New York: Wiley 1952
FANO, U.: Principles of radiological physics. In: Radiation Biology I. HOLLAENDER, A. (ed.), p. 1. New York: McGraw-Hill 1954
FEIRING, E. H., FOER, W. H.: Meningioma following radium therapy. Case report. J. Neurosurg. *29*, 192 (1968)
FERRERO, R. G. A., OBARRIO, J. M.: Myelopathy following teletherapy with radioactive cobalt. J. neurol. Sci. *2*, 446 (1965)
FISCHER, A. W., HOLFELDER, H.: Lokales Amyloid im Gehirn. Eine Spätfolge von Röntgenbestrahlung. Dtsch. Z. Chir. *227*, 475 (1930)
FISHER, E.: Røntgenlaesion af medulla spinalis. Kost oversigt over røntgenlaesioner af centralnervesystemet. Ugeskr. Laeg. *126*, 1368 (1964)
FJERDINGSTAD, E. J.: Chemical transfer of radiation induced avoidance. A replication. Scand. J. Psychol. *13*, 145 (1972)
FLETCHER, G. A., MAC COMB, W. S.: Radiation therapy in the management of cancers of the oral cavity and oropharynx. Springfield, Ill.: Charles Thomas 1962
FLETCHER, G. A., MILLION, R. R.: Malignant tumors of the nasopharynx. Amer. J. Röntgenol. *93*, 44 (1965)
FOLTZ, E. L., HOLYOKE, J. B., HEY, H. L.: Brain necrosis following X-ray therapy. J. Neurosurg. *10*, 423 (1953)
FORD, K. W.: Die Welt der Elementarteilchen. In: Heidelberger Taschenbücher, Bd. 9. Berlin, Heidelberg, New York: Springer 1966
FRANCK, J., PLATZMANN, R. L.: Physical principles underlying photochemical, radiation-chemical, and radiobiological reactions. In: Radiation Biology I, HOLLAENDER, A. (ed.), p. 191. New York, Toronto, London: McGraw-Hill 1954
FRANKE, H.: Die Strahlenempfindlichkeit des menschlichen Rückenmarkes. Fortschr. Med. *81*, 345 (1963)
FRANKE, H., LIERSE, W.: Ultrastrukturelle Strahlenreaktionen am Meerschweinchengehirn. In: Strahlenbehandlung und Strahlenbiologie (Sonderbände zur Strahlentherapie,

Bd. 62). Dtsch. Röntgenkongreß 1965, Teil B. München, Berlin, Wien: Urban & Schwarzenberg 1965a

FRANKE, H., LIERSE, W.: Elektronenmikroskopische Untersuchungen über Hirnveränderungen des Meerschweinchens nach Röntgenbestrahlung. Fortschr. Röntgenstr. *102*, 78 (1965b)

FRANKE, H., LIERSE, W.: Ultrastrukturelle Frühveränderungen an Gliazellen und Markscheiden im Rattenhirn nach Röntgenbestrahlung. Fortschr. Röntgenstr. *107*, 415 (1967)

FREEMAN, J. E.: Neurological involvement in the lymphomas and leukemias. Radiotherapy. Proc. Roy. Soc. Med. *67*, 985 (1974)

FRIEDMANN, M.: Calculated risks of radiation injury of normal tissues in tratment of cancer of the testis. Proc. 2nd National Cancer Conf., New York, Amer. Cancer Soc. *1*, 390 (1954)

FRÖSCHER, W., MÜLLER, J., VAHER-MATIAR, H.: Ein Beitrag zur Strahlenmyelopathie. Nervenarzt *46*, 391 (1975)

FÜRTH, J., LORENZ, E.: Carcinogenesis by ionizing radiations. In: Radiation Biology I. HOLLAENDER, A. (ed.), p. 1145. New York, Toronto, London: McGraw-Hill 1954

GAIDAMAKIN, N. A.: Early pathomorphological changes in animal brains with whole-body irradiation by high-energy protons and fast neutrons (russ.) Radiobiologiia *10*, 892 (1970)

GEDIGK, P., TOTOVIĆ, V.: Amyloidose. In: Lehrbuch der allgemeinen Pathologie und pathologischen Anatomie. EDER, M., GEDIGK, P. (ed.), S. 51f. Berlin, Heidelberg, New York: Springer 1974

GEORGE, K. C., EAPEN, J.: Effect of X-irradiation on esterases of tissues of house lizard. Indian J. Exp. Biol. *11*, 76 (1973)

GEREBETZOFF, M. A., HERVÉ, A.: Modification précoce et passagère de l'oligodendroglie après application des rayons X sur le patte postérieures du lapin. Compt. Rend. Séance Soc. Biol. (Paris) *143*, 880 (1949)

GERHARD, L., KUHLENDAHL, H., MILTZ, H., NAU, H. K.: Strahlentherapie und Strahlenschäden. Köln 1975 Ref.: Zbl. allg. Path. *120*, 537 (1976)

GERSTNER, L., JELLINGER, K., HEISS, W.-D., WÖBER, G.: Morphological changes in anaplastic gliomas treated with radiation and chemotherapy. Acta Neurochir. *36*, 117 (1977)

GHATAK, N. R., WHITE, B. E.: Delayed radiation necrosis of the hypothalamus. Report of a case simulating recurrent craniopharyngeoma. Arch. Neurol. (Chic.) *21*, 425 (1969)

GHIZARI, E.: L'effet des radiations ionisantes sur l'activité de la glucose-6-phosphate-dehydrogenase. Rev. Roum. Physiol. *9*, 63 (1972)

GILES, N. H., Jr.: Recent evidence on the mechanism of chromosome aberration production by ionizing radiation. In: Sympos. on Radiation Biology. The basic aspects of radiation effects on living cells. NICKSON, J. J. (ed.), p. 267. New York: Wiley 1952

GILMORE, S. A.: The effects of X-irradiation on the spinal cords of neonatal rats. II. Histological observations. J. Neuropath. exp. Neurol. *22*, 294 (1963)

GILMORE, S. A.: Changes in cells and myelin in the spinal cord following X-irradiation. Anat. Rec. *157*, 247 (Abstr.) (1967)

GILMORE, S. A.: Alterations in blood vessels in X-irradiated spinal cords of young rats. Anat. Rec. *163*, 89 (1969)

GILMORE, S. A.: Autoradiographic studies of intramedullary Schwann cells in irradiated spinal cords of immature rats. Anat. Rec. *171*, 517 (1971)

GILMORE, S. A.: Long-terme effects of ionizing radiation on the rat spinal cord: Intramedullary connective tissue formation. Amer. J. Anat. *137*, 1 (1973)

GILMORE, S. A., ARRINGTON, R. W.: Effects of X-rays on the maturing nervous system. Further studies with a preliminary study of vascular alterations. Neurology (Minn.) *17*, 1059 (1967)

Gilmore, S. A., Duncan, D.: On the presence of peripheral-like nervous and connective tissue within irradiated spinal cord. Anat. Rec. *160*, 675 (1968)

Giordano, P. L., Ivernizzi, G.: Tierexperimentelle Untersuchungen über die Wirkung niedriger Röntgendosen auf das Zentralnervensystem und Strahlenschutzversuche mit Arzneimitteln. Arzneimittelforsch. *18*, 1417 (1968)

Godwin-Austen, R. B., Howell, D. A., Worthington, B.: Observations on radiation myelopathy. Brain *98*, 557 (1975)

Graham, E. S., Farrer, D. N., Carsten, A. L., Roizin, L.: Decrements in the visual acuity of the rhesus monkeys (Macaca mulatta) as a delayed effect of occipital cortex irradiation. Radiat. Res. *45*, 373 (1971)

Greenfield, M. M., Stark, M. F.: Post-irradiation neuropathy. Amer. J. Roentgenol. *60*, 617 (1948)

Grobe, H., Schnepper, E., Schellong, G.: Erfahrungsbericht über die Behandlung kindlicher Leukosen mit ZNS-Bestrahlung und kombinierter Cytostatica-Medikation. Fortschr. Röntgenstr. Nuclearmed. Suppl. 1973, S. 181

Gromakovskaia, M. M.: Role of nervous mechanisms in the appearance of a higher sensitivity of the hemato-encephalic barrier to histamine and acetylcholine after the effects of small doses of X-radiation. Radiobiologiia *7*, 893 (1967)

Gutjahr, P., Kutzner, J.: Kombinierte Radio-Chemotherapie des Zentralnervensystems bei malignen Neoplasien im Kindesalter. Dtsch. med. Wschr. *100*, 1651 (1975)

Hagen, U.: Therapie des Strahlenschadens. Med. Klin. *67*, 693 (1972)

Hager, H., Hirschberger, W., Breit, A.: Electron microscope observations on X-irradiated central nervous system of the Syrian hamster. In: Response of the nervous system to ionizing radiation. Haley, T. J., Snider, R. S. (eds.), p. 261. New York: Academic Press 1962

Hajdukovic, S., Duchesne, P. Y.: Réaction neurosécrétrice de l'hypothalamus à divers types d'exposition an rayonnement X. Compt. Rend. Séanc. Soc. Biol. (Paris) *160*, 1971 (1966)

Håkansson, C. H., Lindgren, M., Sulg, I. A.: EEG effects of postoperative irradiation treatment of brain tumours. Acta Radiol. (Ther.) (Stockh.) *8*, 301 (1969)

Hallén, O., Hamberger, A., Rosengren, B., Roeckert, H.: Quantitative studies on the radiosensitivity of single cells in the nervous tissue. Acta Radiol. (Ther.) (Stockh.) *8*, 5 (1969)

Hamberger, A., Blomstrand, C., Rosengren, B.: Effect of X-irradiation on respiration and protein synthesis in neuronal and neuroglia cell fractions. Exp. Neurol. *26*, 509 (1970)

Harder, W. A.: Zur pathologischen Anatomie und Pathogenese des Röntgenspätschadens des Zentralnervensystems. Untersuchungen am Kaninchen. Inaug.-Diss. Köln 1965

Hariri, N. I., Aksu, Y., Falakali, S., Tuncer, O. I.: Attempt to modify the ionizing radiation induced histopathologic effects on the central nervous system by reserpine administration. Acta Radiol. (Ther.) (Stockh.) *11*, 341 (1972)

Harms, O.: Changes of the protein composition of the cerebro-spinal fluid in childhood acute leukemia. Z. Kinderheilk. *118*, 97 (1974)

Hassler, O.: Modifying effects of cysteamine on experimental radiation lesions of the brain. Acta Radiol. (Ther.) (Stockh.) *9*, 369 (1970)

Haulic, A. A., Trandafirescu, M., Ababei, L.: Changes in glutamic acid and glutamine metabolism in the rat brain after whole body X-irradiation. J. Neurochem. *18*, 2447 (1971)

Hayano, M., Sung, J. H., Mastri, A. R.: »Paramyxovirus-like« intranuclear inclusions occurring in the nervous system in diverse unrelated conditions. J. Neuropath. exp. Neurol. *35*, 287 (1976)

Haymaker, W.: Delayed radionecrosis of the brain in monkeys. J. Neuropath. exp. Neurol. *27*, 118 (1968)

Haymaker, W., Bailey, O. T., Benton, E. V., Vogel, F. S., Zeman, W.: Brain study in balloon-borne monkeys exposed to cosmic rays. Aerosp. Med. *41*, 989 (1970)

Haymaker, W., Rubinstein, L. J., Miquel, J.: Brain tumors in irradiated monkeys. Acta Neuropath. (Berlin) *20*, 267 (1972)

Heilmann, H. P., Maas, B.: ZNS-Bestrahlung bei akuten Leukosen im Rahmen der Therapie des ersten Schubes. Fortschr. Röntgenstr. Nuclearmed. Suppl. 1973, 183

Held, F., Panther, W., Schröter, P.: Strahlenschäden am Halsmark nach therapeutischer Malignombestrahlung. Radiobiol. Radiother. *5*, 419 (1964)

Hensell, V., Gerhard, L., Heinzler, F.: Strahlenschäden des Hirns nach Tumorbestrahlung. Acta Neurochir. *20*, 228 (1969)

Herbig, W., Kuttig, H., Schnabel, K.: Möglichkeiten und Dosisverteilung bei Elektronentherapie und kombinierter Elektronen- und Röntgentherapie von Gehirntumoren. Strahlentherapie *142*, 412 (1971)

Holdorff, B.: Beinplexus- und Kaudawurzelläsionen durch ionisierende Strahlen. Akt. Neurol. *5*, 23–27 (1978)

Holdorff, B., Schiffter, R.: Strahlenspätnekrose des Hirnstammes, einschließlich Hypothalamus nach Bestrahlung mit ultraharten Röntgenstrahlen und schnellen Elektronen. Acta Neurochir. *25*, 37 (1971)

Holthusen, H.: Beitrag zur Biologie der Strahlenwirkung. Pflügers Archiv Physiol. *187*, 1 (1921)

Hopewell, J. W.: The permanent long-term effects of postnatal X-irradiation on the rat cerebellum. Acta Neuropath. (Berlin) *27*, 163 (1974)

Hopewell, J. W., Wright, E. A.: A demonstration of the oxygen effect in irradiated brain. Intern. J. Radiat. Biol. *16*, 593 (1969)

Hopewell, J. W., Wright, E. A.: The nature of latent cerebral irradiation damage and its modification by hypertension. Brit. J. Radiol. *43*, 161 (1970)

Horányi, B.: Röntgen-besurgárzás hatására keletkezett meningeoma gynermeken. Magy. Radiol. *17*, 1 (1965)

Howard, A., Cowie, F. G.: Over-repair in Closterium: Increased radioresistance caused by an earlier exposure to radiation. In: Radiation and Cellular Control Processes. Kiefer, J. (ed.), p. 188. Berlin, Heidelberg, New York: Springer 1976

Hristić, M., Pantić, V.: Hypothalamic nuclei of rats after head irradiation and adrenocortical hormone treatment. Int. J. Radiat. Biol. *26*, 147 (1974)

Hug, O., Kellerer, A. M.: Stochastik der Strahlenwirkung. Berlin, Heidelberg, New York: Springer 1966

Hung, T.-P.: Myelopathy following radiotherapy of nasopharyngeal carcinoma. Proc. Aust. Ass. Neurol. *5*, 421 (1968)

Husain, M. M., Garcia, J. H.: Cerebral »radiation necrosis«: Vascular and glial features. Acta Neuropath. (Berl.) *36*, 381 (1976)

Hustu, H. O., Aur, R. J., Verzosa, M. S., Simone, J. V., Pinkel, D.: Prevention of central nervous system leukemia by irradiation. Cancer *32*, 585 (1973)

Ibrahim, M. Z., Atlan, H., Miquel, J., Castellani, P.: Synthetic and hydrolytic enzymes of glycogen in the normal and the irradiated rat brain. Radiat. Res. *43*, 341 (1970)

Ingersoll, E. H., Brownson, R. H., Carsten, A. L.: Morphologic and functional response in the rat following fore brain X-irradiation. IV. Intern. Congr. Radiat. Res., Proceedings, Evian 1970

Innes, J. R. M., Carsten, A.: Demyelination or malacic myelopathy. Arch. Neurol. (Chic.) *4*, 190 (1961)

Innes, J. R. M., Carsten, A.: A demyelinating or malacic myelopathy and myelo-degeneration. Delayed effects of localized X-irradiation in experimental rats and monkeys. In: Response of the Nervous System to Ionizing Radiation. HALLY, T. H. J., SNIDER, R. S. (eds.), p. 233. New York, London: Academic Press 1962

ITABASHI, H. H., BEBIN, J., DE JONG, R. N.: Postirradiation cervical myelopathy. Neurology (Minn.) *7*, 844 (1957)

JACOBSON, F.: Carcinoma of the hypopharynx. A clinical study of 322 cases, treated at Radiumhemmet, from 1939 to 1947. Acta Radiol. *35*, 1 (1951)

JELLINGER, K.: »Frühe« Strahlenspätschäden des Zentralnervensystems. Verh. Dtsch. Path. Ges. *56*, 457 (1972)

JELLINGER, K., STURM, K. W.: Delayed radiation myelopathy in man. Report of twelve necropsy cases. J. Neurol. Sci. *14*, 389 (1971)

JENKIN, R. D.: Blood pressure as a factor in radiotherapy. Mod. Trends Radiother. 1972, 157

JENSEN, R. D., MILLER, R. W.: Retinoblastoma: Epidemiologic characteristics. New Engl. J. Med. 285 (1971)

JONES, A.: Transient radiation myelopathy (with reference to Lhermitte's sign of electrical paraesthesia). Brit. J. Radiol. *37*, 727 (1964)

JONES, A.: Neurological involvement in the lymphomas and leukemias. Radiotherapy. Proc. Roy. Soc. Med. *67*, 981 (1974)

JORDAN, P.: Verstärkertheorie der Organismen in ihrem gegenwärtigen Stand. Naturwissenschaften *26*, 537 (1938)

JORDAN, P.: Begriff und Umgrenzung der Quantenbiologie. In: Das Bild der modernen Physik, S. 36. Berlin: Ullstein 1957 (Ullstein Taschenbuch Bd. 161)

JOVANOVIĆ, M., CORDIĆ, A.: Transformation of labelled glutamic acid in the brain tissue of an irradiated mouse. Strahlentherapie *134*, 533 (1967)

JUNG, H., KÜRZINGER, K.: Zur biologischen Wirksamkeit elastischer Kernstöße. 3. Einwirkung von langsamen Protonen auf infektiöse DNS des Bakteriophagen phi X 174. Z. Naturforsch. *24B*, 328 (1969)

KAHR, H.: Zur Kenntnis des anatomischen Bildes und des Entstehungsmechanismus der Strahlenencephalopathie. Radiol. Austriaca *9*, 159 (1956)

KALBFLEISCH, H. H.: Spätveränderungen im menschlichen Gehirn nach intensiver Röntgenbestrahlung des Kopfes. Strahlentherapie *76*, 584 (1947)

KAPLAN, J. J.: Irradiation of brain tumors at Bellevue Hospital, 1924–1939. Radiology *36*, 588 (1941)

KAPLAN, H. S., MOSES, L. E.: Biological complexity and radiosensitivity. Science *145*, 21 (1964)

KATSURA, J. NODA, H.: Structure and polymorphism light meromyosin aggregates. J. Biochem. *73*, 257 (1973)

KAUFMANN, B. P.: Chromosome aberrations induced in animal cells by ionizing radiations. In: Radiation Biology I. HOLLAENDER, A. (ed.), p. 627. New York, Toronto, London: McGraw-Hill 1954

KEYEUX, A.: The influence of radiation on blood vessels and circulation. Chapter IX. Blood flow and permeability in the central nervous system. Curr. Top. Radiat. Res. *10*, 135 (1974)

KIES, M. W.: Basic proteins of central and peripheral myelin: biologic activity and structure. 1st. Intern. Workshop on Myelin Biol., Cologne 30. Sept.–1. Okt. 1975

KINDT, PH.-H.: Röntgenspätschäden nach Bestrahlung medianer Halsgewächse. Arch. Psychiat. Neurol. *191*, 55 (1953)

KIRSCH, W. M., SCHULZ, D., FUCHS, E., NAKANE, P.: Effect of ionizing radiation on nuclear energy transduction in normal and neoplastic glia. A quantitative cytochemical investigation. Acta Radiol. (Ther.) (Stockh.) *11*, 349 (1972)

KLUG, H.: Über die Möglichkeit elektronenmikroskopischer Erfassung zellulärer Strahlenschäden. Dtsch. Gesundheitswes., Z. Med. *20*, 2203 (1965)

KOBAYASHI, J.: Radiosensitivity of mammalian cells. IV. Change of DNA content in nuclei of rat somatic cells after irradiation. Tokushima J. Exp. Med. *17*, 47 (1970)

KOCH, R., MÖNING, H.: Zur Bedeutung der Molekülkonfiguration für die Entstehung eines Strahlenschadens. In: Strahlenschutz in Forschung und Praxis, Bd. 7, S. 135. Freiburg i. Br.: Rombach 1967

KOCMIERSKA-GRODZKA, D., GERBER, G. B., DECOCK, J. P.: Sialic acid and neuraminidase after whole body irradiation of rats. Acta Radiol. (Ther.) (Stockh.) *13*, 57 (1974)

KÖHN, K., SCHLUNGBAUM, W.: Ein Beitrag zur Kenntnis der frühkindlichen Strahlenencephalopathie. Strahlentherapie *107*, 556 (1958)

KOLOMIITSEVA, I. K., VASILYEV, A. V.: Phospholipid and cholesterol metabolism in the brains of rats following exposure to ionizing radiation. (russ.) Radiobiologiia *13*, 335 (1973)

KOMESU, N., HALEY, T. J.: Lack of effect of X-irradiation on brain 5-hydroxytryptamine concentrations. Proc. West Pharmacol. Soc. *11*, 77 (1968)

KOZIK, M.: Histochemistry of Purkinje cells in experimental homogenization necrosis. Path. Europ. *4*, 122 (1969a)

KOZIK, M.: The effect of a large dose of ionizing radiation on dehydrogenase activity in the rat brain. Folia histochim. cytochim. (Krakow) *7*, 163 (1969b)

KOZIK, M.: Effect of large doses of ionizing radiation on the activity of some enzymes in the rat brain. Exp. Pathol. (Jena) *6*, 257 (1972)

KRABBENHOFT, K. L.: Radiation injury of the central nervous system. Amer. J. Roentgenol. *73*, 850 (1955)

KRAMER, M. W., MICHAELSON, S. M.: Late pathophysiologic changes in head X-irradiated dogs; review and clinical correlations. Radiat. Res. *49*, 563 (1972)

KREBS, A.: Strahlenbiologie. Berlin, Heidelberg, New York: Springer (1968)

KRISTENSSON, K., MOLIN, B., SOURANDER, P.: Delayed radiation lesions of the human spinal cord. Acta Neuropath. (Berlin) *9*, 34 (1967)

KROMPECHER, T., KROMPECHER-KISS, E., JONA, G.: Untersuchungen über die Cytochrom-Oxydase-Aktivität verschiedener Rattenorgane nach 200 rad Ganzkörper-60Co-Bestrahlung. Strahlentherapie *147*, 432 (1974)

KUHLENDAHL, H.: Indikationsabgrenzung: Operative und Strahlenbehandlung. Fortschr. Röntgenstr. Nuclearmed., Suppl. 1972, 79

KURKOVSKII, V. P., SMIRNOV, R. V.: Morphological changes in rabbit's brain following fractional irradiation of the head by rapid electrons. (russ.) Arkh. Anat. Gistol. Embriol. *62*, 58 (1972)

KUTTIG, H.: Strahlentherapie der Tumoren des Zentralnervensystems im Kindesalter. Strahlentherapie *147*, 333 (1974)

KUZIN, A. M.: Radiation biochemistry. Israel Program for Scientific Translations 1964

KUZOVKOV, A. G., MOZZHUKHIN, A. S., PETELINA, V. V.: Role of the brain internal media in the mechanism of the protective reaction during irradiation. (russ.) Radiobiologiia *11*, 239 (1971)

KYLE, R. H., OLER, A., LASSER, E. G., ROSOMOFF, H. L.: Meningioma induced by Thorium dioxide. New Engl. J. Med. *268*, 80 (1963)

LACH, H., SREBRO, Z.: Diurnal rhythm of neurosecretory activity in normal and X-ray irradiated mice. Acta Biol. Acad. Sci. Hung. *23*, 1 (1972)

LACH, H., SREBRO, Z., KRAWCZYK, S.: The influence of low-energy X-irradiation on neurosecretory activity in the hypothalamus of mice. Folia Biol. (Krakow) *21*, 313 (1973)

LAGET, P., KUENTZ-DESROCHES, M., COURT, L.: Effets d'une irradiation céphalique de

1000 rads sur l'activité bioélectrique corticale du jeune lapin. Compt. Rend. Soc. Biol. (Paris) *165*, 1840 (1971)
LAMPE, J.: Radiation tolerance of the central nervous system. In: Progress in Radiation Therapy. BUSCHKE, R. (ed.). New York: Grune & Stratton 1958
LAMPERT, P., TOM, M. J., RIDER, W. D.: Disseminated demyelination of brain following Co^{60} (Gamma) radiation. Arch. Path. (Cic.) *68*, 322 (1959)
LAMPERT, P. W., DAVIS, R. L.: Delayed effects of radiation on the human central nervous system — ›early‹ and ›late‹ delayed reactions. Neurology (Minn.) *14*, 912 (1964)
LAZARUS, P.: Handbuch der gesamten Strahlenheilkunde. München: Bergmann 1927
LEHMANN, A. R.: Postreplication repair of DNA in mammalian cells: A discussion of the mechanisms and biological importance. In: Radiation and Cellular Control Processes. KIEFER, J. (ed.), p. 147. Berlin, Heidelberg, New York: Springer 1976
LEHMANN, W., ZETT, W., NEUMEISTER, K.: Bestrahlungsfolgen am Halsmark nach Röntgentherapie von Tumoren in der Zervikalregion. I. Klinische Untersuchungen. Radiobiol. Radiother. *9*, 435 (1968)
LEITH, J. G., GAUGL, J. F.: Changes in the specific gravity of rabbit brain after high doses of X-irradiation. Intern. J. Radiat. Biol. *21*, 573 (1972)
LEITH, J. T., SCHILLING, W. A.: Effects of ionizing radiation on the reaggregation of embryonic mouse brain cells. Intern. J. Radiat. Biol. *22*, 389 (1972)
LESSEL, A., EICHHORN, H. J., ROTTE, K. H.: Einfluß verschiedener Bestrahlungsrhythmen auf Tumor- und Normalgewebe in vivo. Radiobiol. Radiother. *14*, 129 (1973)
LEVAN, H., HEBRON, D. L., MOOS, W. S., MASON, H. C.: Induction of post-irradiation conditioned avoidance behavior by intraperitoneal injection of brain tissues. Experientia *26*, 648 (1970)
LIEBERMAN, M. W., FORBES, P. D.: Demonstration of DNA repair in normal and neoplastic tissues after treatment with proximate chemical carcinogens and ultraviolet radiation. Nature (New Biol.) *241*, 199 (1973)
LIEGL, O., LANGE-COSACK, H., v. WAECHTER, R., KAMMER, G., KRÜCKEMEYER, K.: Spätfolgen einer Strahlenüberdosis am Hals durch doppelseitigen Verschluß der großen Halsschlagadern. Akt. Neurol. *2*, 252 (1975)
LIERSE, W.: Glycogen accumulations and 3 H glucose utilisation following X-irradiation, hyperbaric oxygenation and administration of vasodilator drugs. Eur. Neurol. *9*, 88 (1971–1972)
LIERSE, W.: Die Entmarkung im Zentralnervensystem durch ionisierende Strahlen. Image (La Roche) *48*, 2 (1972)
LIERSE, W., GRITZ, K., FRANKE, H.: Histochemischer Nachweis von Glykogen und Mukopolysacchariden im Gehirn des Meerschweinchens nach Röntgenbestrahlung. Fortschr. Röntgenstr. *103*, 612 (1965)
LIERSE, W., FRANKE, H.: Effects of X-irradiation on Guinea pig brain. In: Brain Edema, Proc. Sympos. Sept. 11.–13., Vienna 1965. KLATZO, I., SEITELBERGER, F. (eds.), p. 639. Berlin, Heidelberg, New York: Springer 1967
LIERSE, W., FRANKE, H.: Ultrastrukturelle Veränderungen am Gehirn des Meerschweinchens und der Ratte während der Latenzzeit der Strahlenreaktion. Fortschr. Röntgenstr. *112*, 151 (1970)
LINDGREN, M.: On tolerance of brain tissue and radiosensitivity on brain tumours to irradiation. Acta Radiol. (Stockh.) Suppl. *170*, 1 (1958)
LOCKSMITH, J. P., POWERS, W. E.: Permanent radiation myelopathy. Amer. J. Roentgenol. *102*, 916 (1968)
LOH-SENG-TSAI, CHANDLER, F.: Effects of cranial X-irradiation upon one trial reversal learning in white rats. Psychol. Rep. *29*, 1327 (1971)
LOWENBERG-SCHARENBERG, K., BASSETT, R. C.: Amyloid degeneration of the human brain following X-ray therapy. J. Neuropath. exp. Neurol. *9*, 93 (1950)

MAASS, H., SCHMACK, W., OPOKU, S.: Gehalt an Glykolyse-Zwischenstoffen, Diphosphopyridinnucleotid, Adenosintriphosphat, Brenztraubensäure und anorganischem Phosphat in bestrahlten Tumorzellen nach Brenztraubensäure-Zusatz. Z. Krebsforsch. *65*, 261 (1963)

MACGREGOR, B. J. L.: Radiation myelopathy and fast neutron therapy. Brit. Neuropath. Soc. Proc. 11–12 Dec. 1975, Ref. in: Neuropath. appl. Neurobiol. *2*, 163 (1976)

MALAMUD, N., BOLDREY, E. B., WELCH, W. K., TADELL, E. J.: Necrosis of brain and spinal cord following X-ray therapy. J. Neurosurg. *11*, 353 (1954)

MAIER, J. G., PERRY, R. H., SAYLOR, W., SULAK, M. H.: Radiation myelitis of the dorsolumbar spinal cord. Radiology *93*, 153 (1969)

MAILLIE, H. D., KRECIDLO, L., MERMAGEN, H.: The major organ dosimetry of the rat exposed to four X-ray energies. Health Phys. *22*, 79 (1972)

MAIR, W., REXED, B., SOURANDER, P.: Histology of the surgical radiolesions in the human brain as produced by high energy protons. Radiat. Res., Suppl. *7*, 384 (1967)

MALLET, J., HUCHET, M., SHELANSKI, M., CHANGEUX, J. P.: Protein differences associated with the absence of granule cells in the cerebella from the mutant weaver mouse and from X-irradiated rat. FEBS Lett. *46*, 243 (1974)

MANN, J., YATES, P. L., AINSLIE, J. P.: Unusual case of double primary orbital tumor. Brit. J. Ophthal. *37*, 758 (1953)

MARKIEWICZ, T.: Über Spätschädigungen des menschlichen Gehirns durch Röntgenstrahlen. Z. Neurol. Psychiat. *152*, 548 (1935)

MARKIEWICZ, T.: Zur Frage der »kolloiden« Degeneration und ähnlicher Vorgänge im Zentralnervensystem. Z. Neurol. Psychiat. *159*, 53 (1937)

MARRA, A., GIUFFRÈ, R.: Late cerebral radionecrosis. Europ. Neurol. *1* (1968)

MARTINOVITCH, P. N., IVANIŠEVIĆ, O. K., MARTINOVIĆ, J. V.: The effect on the onset of puberty of whole body irradiation of infant female rats with and without hypothalamic lesions. Experientia *24*, 839 (1968)

MARTY, R., MINCKLER, D. S.: Radiation myelitis simulating tumor. Arch. Neurol. (Chic.) *29*, 352 (1973)

MCDONALD, L. W., HAYES, T. L.: The role of capillaries in the pathogenesis of delayed radionecrosis of brain. UCRL-17481. US Aec. Univ. Calif. Radiat. Lab. (Berkeley) 1967, 154

MCINTOSH, S., PEARSON, H. A.: Editorial: Treatment of childhood leukemia. J. Pediatr. *83*, 889 (1973)

MCLAURIN, R. L., BAILEY, O. T., HARSCH, G. R., INGRAM, F. D.: The effects of gamma and roentgen radiation on the intact spinal cord of the monkey. Amer. J. Roentgenol. *73*, 827 (1955)

MECKLENBURG, C. VON, HÅKANSSON, C. H., LINDGREN, M.: Effects of irradiation on the cilia of the sylvian aqueduct. A. scanning electron microscopic investigation. Acta Radiol. (Ther.) (Stockh.) *13*, 232 (1974)

MERITS, I., CAIN, J.: Rapid loss of labeled DNA from rat brain due to radiation damage. Biochim. Biophys. Acta *174*, 315 (1969)

MESSERSCHMIDT, O., OEHLERT, W.: Untersuchungen über Kombinationsschäden. 10. Histopathologische Untersuchungen an Mäusen nach Ganzkörperbestrahlung in Kombination mit offenen Hautwunden. Strahlentherapie *136*, 229 (1968)

MILINE, R.: Biological effects of solar radiation on animals. Their histophysiological functions in the neuroendocrine system. Prog. Biometerorol. *1*, 365 (1974)

MILINE, R., DEVEĆERSKI, V., DEDIĆ, M., MILINE, J.: Changes of subcommissural organ in irradiation syndrome. Endocrinol. Exp. (Bratisl.) *8*, 299 (1974)

MILKO, V. I.: Changes in cholinergic regulation under the effect of small doses of incorporated radioactive substances. (russ.). Fiziol. Zh. (Kiev) *15*, 797 (1969)

MILLER, C. R., ELKINS, R. L., PEACOCK, L. J.: Disruption of a radiation-induced preference shift by hippocampal lesions. Physiol. Behav. 1971, 283

MINAMISAWA, T., TSUCHIYA, T., ETO, H., YAMAMOTO, G.: Changes in the averaged evoked potentials (AEP) of the patients with brain tumors during therapeutic X-irradiation. (japan.) Nippon Acta Radiol. *30*, 141 (1971)

MINAMISAWA, T., TSUCHIYA, T., ETO, H.: Electrocorticographic changes in the rabbit during and after fractionated X-irradiation. J. Radiat. Res. (Tokyo) *14*, 136 (1973)

MIQUEL, J., HAYMAKER, W.: Brain edema induced by particle and ultraviolet radiation. In: Brain Edema. Proc. Sympos. Sept. 11–13, Vienna, 1965. KLATZO, I., SEITELBERGER, F. (eds.), p. 615. New York, Heidelberg, Berlin: Springer 1967

MISCALENCU, D., ZAHARIA, F.: Evolution of supraoptical and paraventricular nuclei (SON and PVN) after X-rays irradiation and subsequent thiamine treatment in white rats. Radiobiol. Radiother. (Berlin) *13*, 593 (1972)

MODIG, H. G., RÉVÉSZ, L.: Non-protein sulphydryl and glutathione content of Ehrlich ascites tumor cells after treatment with the radioprotectors AET, cysteamine and glutathione. Int. J. Radiat. Biol. *13*, 469 (1967)

MOLIN, B., SOURANDER, P.: Rückenmarkschaden nach Strahlenbehandlung. Zbl. allgem. Path. *96*, 427 (1957)

MONRO, P., MAIR, W. G. P.: Radiation effects on the human central nervous system 14 weeks after X-radiation. Acta Neuropath. (Berlin) *11*, 267 (1968)

MORGENROTH, K. jr.: Der Strahlenschaden der Zelle im elektronenmikroskopischen Bild. Dtsch. zahnärztl. Z. *22*, 153 (1967)

MORGENROTH, K., jr., VERHAGEN, A., SIMONS, F. K.: Veränderungen in der Leber nach Radiogoldtherapie. Strahlentherapie *145*, 282 (1973)

MOSIER, H. D., JANSONS, R. A.: Pituitary content of somatotropin, gonadotropin, and thyrotropin in rats with stunted linear growth following head X-irradiation. Proc. Soc. exp. Biol. Med. *218*, 23 (1968)

MULLER, H. J.: The nature of the genetic effects produced by radiation. In: Radiation Biology I. HOLLAENDER, A. (ed.), p. 351. New York, Toronto, London: McGraw-Hill 1954a

MULLER, H. J.: The manner of production of mutations by radiation. In: Radiation Biology I. HOLLAENDER, A. (ed.), p. 475. New York, Toronto, London: McGraw-Hill 1954b

MULLER, H. J.: General survey of mutational effects of radiation. In: Radiation Biology and Medicine. CLAUS, W. D. (ed.). USA Mass.: Addison-Wesley 1958

MUNK, J., PEYSER, E., GRUSZKIEWICZ, J.: Radiation induced intracranial meningiomas. Clin. Radiol. *20*, 90 (1969)

MURAKAMI, U.: Developmental abnormalities due to external ionizing radiations. Acta Path. Jap. *17*, 351 (1967)

MURAKAMI, U.: Irradiation of ionizing radiations and malformation of the brain. (japan.) Adv. Neirol. Sci. (Tokyo) *16*, 330 (1972)

MURAKAMI, U., KAMEYAMA, Y., HOSHINO, K.: Radiation effect to prenatal development. Annu. Rep. Res. Inst. Environ. Med. Nagoya Univ. *18*, 58 (1970)

NAIR, V., BAU, D.: Effects of prenatal X-irradiation on the ontogenesis of acetylcholinesterase and carbonic anhydrase in rat central nervous system. Brain Rs. *16*, 383 (1969)

NELSON, L., Jr., WAGNER, F. H.: Effects of sublethal, cerebral X-irradiation on movement. Activity and homerange patterns of black-tailed jackrabbits. Health Phys. *25*, 507 (1973)

NIELSEN, S. L., KJELLBERG, R. N., ASBURY, A. K., KOEHLER, A. M.: Neuropathologic effects of proton-beam irradiation in man. II. Evaluation after pituitary irradiation. Acta Neuropath. (Berlin) *21*, 76 (1972)

NOAMAN, M., HAMDY, M. K., CASTER, W. O.: Effect of gamma irradiation and radioprotectors on alkaline phosphatase and ATPase. Proc. Soc. Exp. Biol. Med. *129*, 782 (1968)

NOETZEL, H., WEBER, M.: Querschnittslähmung als Folge einer Strahlenspätschädigung des Rückenmarkes. Med. Welt *25*, 189 (1974)

NOETZEL, H., ROX, J.: Autoradiographische Untersuchungen über Zellteilung und Zellentwicklung im Gehirn der erwachsenen Maus und des erwachsenen Rhesusaffen nach Injektion von radioaktiven Thymidin. Acta Neuropath. (Berlin) *3*, 326 (1964)

NOETZLI, M., MALAMUD, N.: Post irradiation fibrosarcoma of the brain. Cancer *15*, 617 (1962)

NORTON, W. T.: Myelin. In: Basic Neurochemistry. ALBERS, R. W., SIEGEL, G. J., KATZMAN, R., AGRANOFF, B. W. (eds.), p. 365. Boston: Little, Brown 1972

O'CONNELL, J. E. A.: BRUNSCHWIG, A.: Observations on the roentgen treatment of intracranial gliomata with especial reference to the effects of irradiation upon the surrounding brain. Brain *60*, 230 (1937)

OEHLERT, W.: Zur Histopathologie des Strahlenschadens. In: Strahlenschutz in Forschung und Praxis, Bd. 7, S. 201. Freiburg i. Br.: Rombach 1967

OESER, H., ZÜLCH, K. J.: Spinale Strahlenspätnekrose mit Querschnittssyndrom — Eine Fehlbegutachtung. Fortschr. Röntgenstr. Nuklearmed. Suppl. 1972, 81

OESER, H., ZÜLCH, K. J.: Spinale Strahlenspätnekrose mit Querschnittssyndrom: Eine Fehlbegutachtung? Strahlentherapie *148*, 303 (1974)

OLKOWSKI, Z.: Autoradiographic studies on 14C-leucine incorporation into motor neurons of the spinal cord of X-irradiated mice. Amer. J. Anat. *132*, 393 (1971 a)

OLKOWSKI, Z.: Cytospectrophotometric studies of DNA in neurones and glia of the spinal cord of mice after whole-body X-irradiation. Strahlentherapie *142*, 706 (1971 b)

OLKOWSKI, Z.: Radioautographic studies on the (3 H) uridine incorporation into the motor neurons of the spinal cord of X-irradiated mice. Radiat. Res. *51*, 280 (1972)

OLKOWSKI, Z., MANOCHA, S. L., BOURNE, G. H.: Response of motorneurons of the spinal cord to gamma radiation — A cytochemical study. Strahlentherapie *143*, 202 (1972)

OLSON, K. E., BARNES, C. D.: The effect of brain stem irradiation on descendent systems to the spinal cord. Radiat. Res. *44*, 404 (1970)

ORD, M. G., STOCKEN, L. A.: In: Mechanisms in Radiobiology. Vol. 1. ERRA, M., FORSSBERG, A. (eds.), p. 259. New York, London: Academic Press 1961

ORDY, J. M., BRIZZEE, K. R. (eds.): Neurobiology of aging. Advances in Behavioral Biology, Vol. 16. New York, London: Plenum Press 1975

ORDY, J. M., SAMORAJSKI, T., HORROCKS, L. A., ZEMAN, W., CURTIS, H. J.: Changes in memory, electrophysiology, neurochemistry and neuronal ultrastructure after deuteron irradiation of the brain in C57BL-10 mice. J. Neurochem. *15*, 1245 (1968)

ORDY, J. M., SAMORAJSKI, T., HERSHBERGER, T. J., CURTIS, H. J.: Life-shortening by deuteron irradiation of the brain in C57BL-10 female mice. J. Gerontol. *26*, 194 (1971)

OSTENDA, M., RENKAWEK, K.: The changes of localization of acetylcholinesterase (ACHE) and butyrylcholinesterase (BCHE) activity in maturing rat cerebellum after gamma-irradiation (Co 60). Folia Histochem. Cytochem. (Krakow) *7*, 63 (1969)

PAINTER, M. J., CHUTORIAN, A. M., HILAL, S. K.: Cerebrovasculopathy following irradiation in childhood. Neurology (Minn.) *25*, 189 (1975)

PALASCHENKO, L. D., POTEMKINA, S.: The cytochemistry of succinate oxidoreductase in various regions of the mouse brain following total X-radiation. Radiobiologiia *10*, 18 (1970)

PALLIS, CH. A., LOUIS, S., MORGAN, R. L.: Radiation myelopathy. Brain *84*, 460 (1961)

PALMER, J. J.: Radiation myelopathy. Brain *95*, 109 (1972)

PAUSESCU, E., PAUN, C., CHIRVASIE, R., TEODOSIU, T.: Effects of total exposure to Cobalt-60 Gamma-radiation on cerebral energy producing and transferring systems. Strahlentherapie *144*, 370 (1972)

PAUSESCU, E., CHIRVASIE, R., TEODOSIU, T., LUGOJAN, R., MUNTIU, M.: Early effects of 60 Co gamma-radiation on cerebral catecholamines, serotonin and related compounds. Strahlentherapie *145*, 76 (1973)

PELC, S. R.: Effect of 300 R X-rays on incorporation of 3H-thymidine in non-dividing differentiated cells. Int. J. Radiat. Biol. *15*, 175 (1969)

PENNYBAKER, J., RUSSEL, D. S.: Necrosis of the brain due to radiation therapy. J. Neurol., Neurosurg., Psychiat. *11*, 183 (1948)

PHILLIPS, TH. L., BUSCHKE, F.: Radiation tolerance of the thoracic spinal cord. Amer. J. Roentgenol. *105*, 659 (1969)

PIKULEV, A. T., POLYAKOVA, Z. J.: Changes in activities of glutamate-alanine and glutamate-asparagine aminotransferases in the central nervous system and skeletal muscle in X-ray irradiation. (russ.) Vopr. Med. Khim. *13*, 25 (1967) Ref. Chem. Abstr. *66*, 82894u (1967)

PIL, B. N., IOVLEV, B. V.: Change in brain bioelectrical activity in patients with arachnoiditis under the effects of radiotherapy. (russ.) Med. Radiol. (Moskva) *16*, 29 (1971)

PINKLE, D.: Five-year follow-up of »total therapy« of childhood lymphocytic leukemia. J. Amer. Med. Ass. *216*, 648 (1971)

PITCOCK, J. A.: An electron microscopic study of acute radiation injury to the rat brain. Lab. Invest. *11*, 32 (1962)

PLATZMAN, R. L.: The physical and chemical basis of mechanisms in radiation biology. In: Radiation Biology and Medicine. CLAUS, W. D. (ed.), p. 15. USA Mass.: Addison Wesley 1958

PLATZMAN, R. L.: Superexcited states of molecules, and the primary action of ionizing radiation. The Vortex (N.Y.) *23*, 372 (1962)

PLEYM SOLHEIM, Ø.: Radiation damage in medulla spinales (schwed.) Nor. Med. *84*, 1634 (1970)

PODLUBNAYA, Z. A., KALAMKAROVA, M. B.: Polymorphism of the lihgt meromyosin crystallization. J. Mol. Biol. *46*, 591 (1969)

POPOVA, L. A., SHLIAFER, T. P.: The effect of roentgen irradiation on the functional activity of isolated neurons of the hippocampus. (russ.) Dolk. Akad. Nauk. SSSR *180*, 758 (1968)

PRICE, R. A., JAMIESON, P. A.: The central nervous system in childhood leukemia. II. Subacute leukoencephalopathy. Cancer *35*, 306 (1975)

PROKŠOVA, E. G., MEITNER, E. R.: Veränderungen der Neurosekretmenge unter experimentellen Bedingungen. Anat. Anz. *132*, 315 (1972)

PRUSZKOWSKI, V., LIERSE, W., FRANKE, H.: Histochemische und ultrastrukturelle Frühveränderungen des Meerschweinchengehirns nach Bestrahlung mit 17 MeV-Betastrahlen. Acta Neuropath. (Berlin) *11*, 338 (1968)

RATHGEN, G. H., HÖHNE, G., KUNKEL, H. A., MAASS, H.: Die strahleninduzierten Veränderungen des Kohlenhydratstoffwechsels von Yoshida-Ascites-Sarkomzellen. Klin. Wschr. *34*, 1094 (1956)

RATHGEN, G. H., MAASS, H.: Untersuchungen zur strahleninduzierten Glykolysehemmung: Enzymaktivitäten in bestrahlten Yoshida-Ascites-Sarkomzellen. Naturwissenschaften *45*, 393 (1958)

REAGAN, TH. J., THOMAS, J. E., COLBY, M. Y.: Chronic progressive radiation myelopathy. Its clinical aspects and differential diagnosis. J. Amer. med. Ass. *203*, 106 (1968)

REINHOLD, H. S., JOVANOVIĆ, D., KEYEUX, A., MAISIN, J. R., DUNJIĆ, A.: The influence of radiation on blood vessels and circulation. Current Top. Radiat. Res. *10*, 1 (1974)

RÉVÉSZ, L., MODIG, H.: Effect of X-irradiation on the cellular sulfhydryl content. Ann. Med. Exp. Fenn. *44*, 333 (1966)

RICHTER, W.: Der Einfluß von Röntgen-Strahlen auf die regenerativen Vorgänge im Gehirn von Amblystoma mexicanum. Z. Mikr. Anat. Forsch. *79*, 316 (1968)

RINK, H., BERGEDER, H.-D.: Über den Einfluß strahleninduzierter Elektrolytverschiebungen auf den Stoffwechsel. I. Untersuchung am Enzym Koazetokinase in Hefe. Strahlentherapie *135*, 345 (1968)

RIOTTE, M., CIER, A., GLEIZES, J., MAIGROT, J. C.: Sur les effets centraux d'une irradiation X. Modification du temps de latence à la narcose par le phenobarbital chez la souris irradiée. Compt. Rend. Soc. Biol. (Paris) *162*, 135 (1968)

RISH, B. L., MEACHAM, W. F.: Experimental study of the intraventricular instillation of radioactive gold. J. Neurosurg. *27*, 15 (1967)

ROIZIN, L., MACHEK, J., LIU, J. C., CAVANESS, W. C., CARSTEN, A. L.: The vasculo-circulatory factor in the central nervous system pathogenesis of the X-ray postirradiation effects. Trans. Amer. Neurol. Ass. *93*, 270 (1968a)

ROIZIN, L., SHADE, J. P.: Pathogenesis of X-irradiation effects in the monkey cerebral cortex. Brain Res. *7*, 87 (1968b)

ROSE, R. G.: The influence of ionizing radiations on the penetration of sodium into the central nervous system. Int. J. appl. Radiat. Isotopes *4*, 50 (1958)

ROSS, O. A., KEEP, P., MORITZ, A. R.: The cancerogenic potential of thermal injury in the skin of whole-body irradiated rats. Arch. Path. (Chic.) *67*, 211 (1959)

RUBINSTEIN, L. J., HERMAN, M. M., LONG, T. F., WILBUR, J. R.: Disseminated necrotizing leukoencephalopathy: A complication of treated central nervous system leukemia and lymphoma. Cancer *35*, 291 (1975a)

RUBINSTEIN, J. J., HERMAN, M. M., LONG, T. F., WILBUR, J. R.: Leukoencephalopathy following combined therapy of central nervous system leukemia and lymphoma. Acta Neuropath. (Berlin) Suppl. VI, 251 (1975b)

RUSSEL, D. S., RUBINSTEIN, L. J., LUMBSDEN, C. E.: Sarcomas following therapeutic irradiation. In: Pathology of tumours of the nervous system. 2nd ed. London: Edward Arnold 1963

RUSSEL, D. S., WILSON, W. C., TANSLEY, K.: Experimental radio-necrosis of brain in rabbits. J. Neurol., Neurosurg., Psychiat. *12*, 187 (1949)

SAGERMAN, R. H., CASSADY, J. R., TRETTER, P., ELSWORTH, R. M.: Radiation induced neoplasia following external beam therapy for children with retinoblastoma. Amer. J. Roentgenol. *105*, 529 (1969)

SAMORAJSKI, T., ZEMAN, W., ORDY, J. M.: Histochemistry of particle microbeam lesions in the brain of the mouse. J. Neuropath. exp. Neurol. *23*, 264 (1964)

SAMORAJSKI, T., ROLSTEN, C., CURTIS, H. J.: Changes in neurochemistry and neuronal morphology after exposure of the mouse brain to lethal levels of focal irradiation. Anat. Rec. *168*, 203 (1970)

SASABE, T. L.: Delayed radionecrosis similar to a large mass in one hemisphere after radiotherapy for a pituitary tumor. Case report. Med. J. Osaka Univ. *19*, 71 (1968)

SATHYANESAN, A. G., CHAVIN, W.: Effect of whole-body irradiation on the preoptico-hypophyseal neurosecretory system and the hypophysis of the goldfish Carassius auratus L. Radiat. Res. *29*, 100 (1966)

SAUERBIER, W.: Host cell reactivation of Gamma-rayaed T 1. Biochim. Biophys. Res. Comm. *17*, 46 (1964)

SAVITSKII, I. V., TSUBULSKII, V. V.: Izmeneniia aktionosti nekotorykh aminotransferaz u krolikov pri sovmestnom vozdeistvii rentgenovykh luchei i embitola. Vopr. Med. Khim. *13*, 364 (1967), Ref. in: Chem. Abstr. *67*, 97476d (1967)

SCHEIDEGGER, S.: Spätschädigung des Rückenmarkes bei Röntgenbestrahlung. Radiol. Clin. *29*, 65 (1960)

SCHETTLER, T., SHEALY, C. N.: Experimental selective alteration of blood-brain barrier by X-irradiation. J. Neurosurg. *32*, 89 (1970)

Schiffter, R., Holdorff, B., Schifter-Retzlaw, J., Friedrich, D.: Über die chronisch-progrediente Strahlenencephalopathie nach Bestrahlung des »retroorbitalen Raumes«. Fortschr. Neurol. Psychiat. *39*, 377 (1971)

Schinz, H. R.: Strahlenschäden des Rückenmarkes. Dtsch. med. Wschr. *89*, 796 (1964)

Schlote, W., Ostertag, B.: Strukturmuster des Kleinhirns nach pränataler Röntgenbestrahlung. Vortrag wiss. Veranst. d. med. Fachbereiche d. Univ. Tübingen, 14. April 1975

Schmidt, H., Müller, K.: Strahlenspätschäden des Cervicalmarkes nach Röntgenbestrahlung eines Zungencarzinoms. Strahlentherapie *138*, 176 (1968)

Scholz, W.: Experimentelle Untersuchungen über die Einwirkung von Röntgenstrahlung auf das reife Gehirn. Z. Neurol. Psychiat. *150*, 765 (1934)

Scholz, W., Hsü, Y. K.: Late damage from Roentgen irradiation of human brain. Arch. Neurol. Psychiat. *40*, 928 (1938)

Scholz, W., Ducho, E. G., Breit, A.: Experimentelle Röntgenspätschäden am Rückenmark des erwachsenen Kaninchens. Ein weiterer Beitrag zur Wirkungsweise ionisierender Strahlen auf das zentralnervöse Gewebe. Psychiat. Neurol. jap. *61*, 417 (1959)

Scholz, W., Schlote, W., Hirschberger, W.: Morphological effect of repeated low dosage and single high dosage application of X-irradiation on the central nervous system. In: Response of the Nervous System to Ionizing Radiation. Haley, T. H. J., Snider, R. S. (eds.), p. 211. New York, London: Academic Press 1962

Schrantz, J. L., Araoz, C. A.: Radiation induced meningeal fibrosarcoma. Arch. Path. *93*, 26 (1972)

Schryver, A. de, Ljundgren, J. G., Baryd, I.: Pituitary function in long-term survival after radiation therapy of nasopharyngeal tumours. Acta Radiol. (Ther.) (Stockh.) *12*, 497 (1973)

Schümmelfeder, N.: Beitrag zur Pathologie der Strahlenschädigung des Rückenmarkes. Zbl. allgem. Path. *100*, 360 (1960)

Schümmelfeder, N.: Die experimentelle Strahlenschädigung des Zentralnervensystems. Ergebn. allgem. Path. path. Anat. *42*, 34 (1962)

Schürmann, P., MacMahon, H. E.: Die maligne Nephrosklerose, zugleich ein Beitrag zur Frage der Bedeutung der Blutgewebsschranke. Virch. Arch. path. Anat. *291*, 47 (1933)

Schulz, R. J., Schulz, S., Botstein, C.: Clinical and physical aspects of electron beam therapy. Radiology *80*, 301 (1963)

Schuster, R., Thomas, J.: Strahleninduzierte Veränderungen des Hirngewebes nach Bestrahlungsbehandlung intrakranieller Geschwulstprozesse. Fortschr. Röntgenstr. Nuklearmed. Suppl. 1972, 78

Sebek, A., Rubes, R., Vendik, H.: Über Spätveränderungen am Rückenmark nach der wegen eines Larynx-Carcinoms vorgenommenen Strahlentherapie. Strahlentherapie *108*, 567 (1959)

Seitz, D., Kahn, H.: Zur klinischen Differentialdiagnose spinaler Röntgenspätschäden und intramedullären Geschwulstabsiedlungen. Dtsch. Z. Nervenheilk. *182*, 155 (1961)

Shimizu, T., Mieno, M., Yamashita, K.: Responses of the hypothalamic-pituitary-adrenal and -gonadal system to head X-radiation. Tohoku J. Exp. Med. *109*, 155 (1973)

Simone, J., Aur, R. J., Pinkel, D.: »Total therapy« studies of acute lymphocytic leukemia in children. Current results and prospects for cure. Cancer *30*, 1488 (1972)

Simone, J., Pinkel, D.: Rationale and results of combination chemotherapy and central nervous system irradiation in acute lymphocytic leukemia. Bibl. Haematol. *39*, 1068 (1973)

Sinner, W.: Strahlenschäden des Rückenmarkes. Strahlentherapie *125*, 219 (1964)

SLEBODZINSKI, A., SREBRO, Z.: The course of radiation disease in hyper- and hypothyreotic rats. Folia Biol. (Krakow) *17*, 145 (1969)

SLOWITZ, F.: Histological investigations of brain tumours treated by combined therapy. Minerva Neurochir. *13*, 260 (1969)

SMITH, K. C.: Aging, carcinogenesis, and radiation biology. The role nucleic and addition reactions. New York, London: Plenum Press 1976

SMITHERS, D. W.: Some varied applications of radioactive isotopes to the localization and treatment of tumours. Acta Radiol. *35*, 49 (1951)

SMITHERS, D. W., CLARKSON, J. R., STRONG, J. A.: The roentgen treatment of cancer of the esophagus. Amer. J. Roentgenol. *49*, 606 (1943)

SOROKINA, M. J.: Morphological changes in the cerebellum nerve cells of white mice at general and local X-irradiation. Citologijya (Moskva) *1*, 374 (1959)

SREBRO, Z.: The ependyma, the cystein-rich complex-containing periventricular glia, and the subfornical organ in normal and X-irradiated rats and mice. Folia Biol. (Krakow) *18*, 327 (1970)

SREBRO, Z.: X-ray induced increase in number of cysteine-rich periventricular glial cells in the rat brain. Experientia *27*, 945 (1971)

SREBRO, Z., SLEBODZINSKI, A., SZIRMAI, E.: Radiation disease in hypo- and hyperthyreotic rats. Agressology *11*, 343 (1970)

SREBRO, Z., LACH, H.: X-ray and UV-induced increase in number of cysteine-rich periventricular glial cells in the brains of rats and mice. Acta Biol. Acad. Sci. Hung. *23*, 145 (1972)

SREBRO, Z., LACH, H., SZIRMAI, E.: A novel aspect of the response of the central nervous system to irradiation: The peroxidase-positive glia. Radiat. Res. *50*, 65 (1972)

STENDER, H. ST.: Über die Probleme der Strahlenbehandlung der Hirngeschwülste (Rundtischgespräch). Nach einem Sympos. am 10. u. 11. Febr., Hannover 1967. TROSTDORF, E. (Hrsg.). Stuttgart: Thieme 1968

STEVENSON, L. D., ECKHARDT, R. E.: Myelomalacia of the cervical portion of the spinal cord, probably the result of roentgen therapy. Arch. Path. (Chic.) *39*, 109 (1945)

STOCHDORPH, O.: Zur nosologischen Stellung der congophilen Angiopathie (sogenannte Altersamyloidose) des Gehirns. Verh. Dtsch. Path. Ges. *52*, 233 (1968)

STREFFER, C.: Strahlen-Biochemie. Heidelberger Taschenbücher, Bd. 59/60. Berlin, Heidelberg, New York: Springer 1969

STREFFER, C., FLÜGEL, M.: Die Steigerung der Strahlenresistenz von Mäusen nach der intracerebralen Injektion von 5-Hydroxytryptamin. Biophysik 1972, 342

SUTHERLAND, R. M., PIHL, A.: Repair of radiation damage to erythrocyte membranes. The reduction of radiation-induced disulfide groups. Radiat. Res. *34*, 300 (1968)

SUZUKI, T.: An experimental study on the effect of ionizing radiation on the water content of the brain. (japan.) Nippon Acta Radiol. *32*, 63 (1972)

SWINGLE, K. F., COLE, L. J.: Early effects of ionizing radiations on nucleic acids. In: Current topics in radiation research, Vol. 4. EBERT, M., HOWARD, A. (eds.), p. 191. Amsterdam: North-Holl. Pbl. 1968

TAENZER, V., KROKOWSKI, E.: Acquired radioresistance following whole body irradiation. Acta Radiol. (Ther.) (Stockh.) *7*, 88 (1968)

TANABE, M.: Effects of ionizing radiations on central nervous system. Nippon Acta Radiol. *29*, 633 (1969)

TANASE, I., GHEORGHE, N., CIONTESCU, L.: Effet des radiations ionisantes sur les lipides complexes du cerveau et l'action protectrice de la cystéine. Rev. Roum. Physiol. *7*, 155 (1970)

TANASE, I., STRUNGARU, A., GHEORGHE, N., CIONTESCU, L.: Alterations métaboliques induites par gamma-irradiation et l'action de la cystéine et du produit PCF 9. Rev. Roum. Physiol. *8*, 333 (1971)

THOMPSON, R. W., SMALL, R. C., STEIN, J. J.: Treatment of retinoblastoma. Amer. J. Roentgenol. *114*, 16 (1972)

THORP, J. W., YOUNG, R. W.: Monkey performance after partial body irradiation. Aerosp. Med. *42*, 503 (1971)

TÖNNIS, W., MÜLLER, W., WILCKE, O., MAURER, W.: Experimentelle Untersuchungen über die Wirkung von Co^{60}-Gammastrahlung auf das Hirn bei verschiedenen Dosen und Überlebenszeiten. Strahlentherapie *108*, 23 (1959)

TSUYA, A.: Effect of irradiation on the central nervous system. Jap. J. Cancer Clin. *16*, 658 (1970a)

TSUYA, A.: Nervous system and radiation — special reference to several expositions. (jap.) Rinsho Hosha *15*, 717 (1970b)

TSUYA, A.: Effects of irradiation on the central nervous system (jap.) Nippon Acta Radiol. *33*, 925 (1973)

ULE, G.: Pathologisch-anatomische Aspekte zerebraler Durchblutungsstörungen. Bull. Schweiz. Akad. Med. Wiss. *24*, 440 (1969)

ULE, G., KOLKMANN, F.-W.: Pathologische Anatomie des Hirngefäßsystems. Hirngefäßveränderungen nach Röntgenbestrahlung. In: Der Hirnkreislauf. GÄNSHIRT, H. (Hrsg.), S. 121. Stuttgart: Thieme 1972

VASCULESCU, T., PAPILIAN, V. V., NICOARA, Z., KOVÁCS, M.: Influence of low-dose X-rays on the CNS. Role of the compound factor »dosagedistance«. The two-phase character of the dynamics of CNS changes in rabbits (1966) following irradiation using 50 R (X-radiation). Radiobiol. Radiother. (Berlin) *10*, 451 (1969)

VASCULESCU, T., PAPILIAN, V. V.: Die Wirkung der kleinen Dosen von Röntgenstrahlen auf das Zentralnervensystem. Radiobiol. Radiother. (Berlin) *11*, 629 (1970)

VASCULESCU, T., PASCULESCU, G., PAPILIAN, V., SERBAN, I., RUSU, M.: The effect of low X-ray doses on the central nervous system (author's transl.). Radiobiol. Radiother. (Berlin) *14*, 407 (1973)

VELLIS, J. DE: Glycolysis in rat brain tissue slices following neonatal head X-irradiation: Relation of regional differences to the LDH: GPDH ratio. J. Neurochem. *15*, 1057 (1968)

VERITY, G. L.: Tissue tolerance: Central nervous system. Radiology *91*, 1221 (1968)

VERJAAL, A.: Röntgenmyelopathie. Nederl. Tijdschr. Geneesk. *108*, 1123 (1964), Ref. in: Zbl. Neurol. Psychiat. *178*, 274 (1964)

VOGEL, F. S.: Changes in the fine structure of cerebellar neurons following ionizing radiation. J. Neuropath. exp. Neurol. *18*, 580 (1959)

VOITKEVICH, A. A.: Neuroendocrine disintegration in radiation sickness syndrome. (russ.) Vestn. Akad. Med. Nauk. SSSR *22*, 5 (1967)

VOITKEVICH, A. A., DEDOV, J. J.: Reaction of ultrastructure of blood capillaries to total body irradiation. Arch. patol. (Moskva) *30*, 13 (1968)

VOLK, B., BUSSE, O., BRUSIS, T.: Wallenberg-Syndrom bei Röntgen-Spätschädigung der Medulla oblongata. Nervenarzt *51*, 373 (1972)

VAETH, J. M.: Radiation induced myelitis. In: Progress in Radiation Therapy, Vol. III. BUSCHKE, F. (ed.), p. 16. New York: Grune & Stratton 1965

WACHOWSKI, T. J., CHENAULT, H.: Degenerative effects of large doses of Roentgen rays on the human brain. Radiology *45*, 227 (1945)

WACHTLER, F.: Über Schädigungen im zervikalen Abschnitt des Rückenmarkes nach therapeutischen Röntgenbestrahlungen in der Halsregion. Strahlentherapie *119*, 97 (1962)

WALLACH, D. F. H.: The plasma membrane: Dynamic perspectives, genetics and pathology. Heidelberg Science Library, Vol. 18, p. 145. New York, Heidelberg, Berlin: Springer 1972

WARBURG, O.: The mechanism of biological X-rays action. Naturwissenschaften *51*, 373 (1964)

WARREN, SH., KURY, G., CHUTE, R. N.: Histopathological studies of the spinal cord of parabiont rats subjected to supralethal total-body irradiations. Radiation Res. *35*, 527 (1968)

WATSON, T. A., BURKELL, C. C.: Five year-results of betatron X-ray therapy. Brit. J. Radiol. *32*, 143 (1959)

WEGNER, G.: Entstehungsmechanismus strahleninduzierter Gehirnmißbildungen bei der Ratte (autoradiographische Untersuchung). Strahlentherapie *138*, 496 (1969)

WEINGARTEN, U., WACHTLER, F.: Über Schädigungen des Halsmarkes nach Röntgenbestrahlung. Wien. Z. Nervenheilk. *21*, 203 (1964)

WEISS, M. H., NULSEN, F. E., KAUFMAN, B.: Control of hydrocephalus by intraventricular radioactive colloid. Acta Radiol. (Diagn.) (Stockh.) *13*, 615 (1972)

WENDE, S.: Tierexperimentelle Untersuchungen über die Strahlenschädigung der Blut-Liquor-Schranke. Strahlentherapie *134*, 529 (1967)

WENDER, M., ZGORZALEWICZ, B.: Activation of amino acids following prenatal X-irradiation in the developing rabbit brain. Folia Biol. (Krakow) *18*, 343 (1970)

WENNERSTRAND, J., UNGERSTEDT, U.: Cerebral radiosurgery. II. An anatomical study of gamma radiolesions. Acta Chir. Scand. *136*, 133 (1970)

WHEELER, K. T., LETT, J. T.: Formation and rejoining of DNA strand breaks in irradiated neurons: In vivo. Radiat. Res. *52*, 59 (1972)

WHITE, D. C.: An atlas of radiation histopathology. Chapter 12: Brain and spinal cord. Springfield, Virginia: Technical Information Center, Office of Public Affairs, U.S. Energy Research and Development Administration, p. 207, 1975

WILLS, E. D.: The effect of irradiation on sub-cellular components. Metal ion transport in mitochondria. Int. J. Radiat. Biol. *11*, 517 (1966)

WRIGHT, S.: Genetics of abnormal growth in the guinea pig. Cold Spring Harb. Sympos. quant. Biol. *2*, 137 (1934)

WRIGHT, E. A.: Effects of radiation on the central nervous system. Brit. J. Radiol. *42*, 799 (1969)

YAAR, J., HERISHANN, Y., LAVY, S.: Radiation myelopathy. Europ. Neurol. *10*, 83 (1973)

YAMANO, K.: Electron microscopic studies on the effect of ionizing radiation on the central nervous tissue (japan.) Nippon Acta Radiol. *29*, 597 (1969)

ZEMAN, W.: Zur Frage der Röntgenstrahlenwirkung am tumorkranken Gehirn. Arch. Psychiat. Nervenkrh. *182*, 713 (1949)

ZEMAN, W.: Disturbances of nucleic acid metabolism preceding delayed radionecrosis of nervous tissue. Proc. nat. Acad. Sci. (Wash.) *50*, 626 (1963)

ZEMAN, W.: Strahlenschäden des Nervensystems. Arch. Psychiat. Nervenkrh. *206*, 185 (1964)

ZEMAN, W.: Pathogenesis of radiolesion in the mature central nervous system. In: 5th Intern. Congr. Neuropath. 1965. LUTHY, F., BISCHOFF, A. (eds.). Amsterdam: Excerpta Medica Found. 1966a

ZEMAN, W.: Oxygenation effect and selectivity of radiolesions in the mammalian neuroaxis. Acta Radiol. (Ther.) (Stockh.) *5*, 204 (1966b)

ZEMAN, W.: Zur Pathogenese der Strahlenspätschädigung des Rückenmarkes. Dtsch. Röntgenkongreß 1965, Teil B, Strahlenbehandlung und Strahlenbiologie, Sonderband zur Strahlentherapie *62*, 68, München: Urban & Schwarzenberg 1966c

ZEMAN, W.: The effects of atomic radiations. In: Pathology of the Nervous System. Vol. 1. MINCKLER, J. (ed.), p. 864. New York, Toronto, Sydney, London: McGraw-Hill 1968

ZETT, W., LEHMANN, W., NEUMEISTER, K.: Bestrahlungsfolgen am Halsmark nach Röntgentherapie von Tumoren in der Zervikalregion. Radiobiol. Radiother. (Berlin) *9*, 445 (1968)

ZIMMER, K. G.: Studien zur quantitativen Strahlenbiologie. Mainz: Verlag Akademie d. Wissensch. u. d. Literatur 1960

ZIRKLE, R. E.: The radiobiological importance of linear energy transfer. In: Radiation Biology I. HOLLAENDER, A. (ed.), p. 315. New York, Toronto, London: McGraw-Hill 1954

ZÜLCH, K. J.: Pathologische Anatomie der raumbeengenden intrakraniellen Prozesse. In: Handbuch der Neurochirurgie, Bd. III. OLIVECRONA, H., TÖNNIS, W. (Hrsg.), S. 492. Berlin, Göttingen, Heidelberg: Springer 1956

ZÜLCH, K. J.: Über Strahlensensibilität der Hirngeschwülste und die sogenannte Strahlenspätnekrose des Gehirns. Dtsch. med. Wschr. *85*, 293 (1960)

ZÜLCH, K. J.: Morphologische Veränderungen an Geschwülsten nach Bestrahlung und Schädigungsmöglichkeiten am normalen Gehirn. Strahlenforsch. u. Strahlenbehandl. *4*, 47 (1963)

ZÜLCH, K. J.: Roentgensensitivity of cerebral tumours and so-called late irradiation necrosis of the brain. Acta Radiol. (Stockh.) *8*, 92 (1969)

ZÜLCH, K. J., HARDER, W. A., LECHTAPE-GRÜTHER, H.: Zur Pathogenese der Strahlenspätnekrose aufgrund experimenteller und humanpathologischer Beobachtungen. 52. Tagung Dtsch. Röntgengesellsch. 20.–22. Mai, Düsseldorf 1971

ZWICKER, H., FELIX, R., THELEN, M.: Lungen- und Rückenmarksbelastung bei Stehfeld- und Pendelbestrahlung des Ösophaguskarzinoms mit Kobalt-60-Gammastrahlen. Strahlentherapie *142*, 403 (1971)

Nachtrag bei der Korrektur:

DESSAUER, F.: Quantenbiologie. 2. Aufl., herausgeg. und ergänzt von K. Sommermeyer. Berlin–Göttingen–Heidelberg: Springer 1964

V. Sachverzeichnis